하타요가의 명상

# 하타요가의 명상

| | | | | |
|---|---|---|---|---|
| 발행일 | 2023년 10월 30일 | | | |
| 지은이 | 박승태 | | | |
| 펴낸이 | 손형국 | | | |
| 펴낸곳 | (주)북랩 | | | |
| 편집인 | 선일영 | 편집 | 윤용민, 배진용, 김부경, 김다빈 | |
| 디자인 | 이현수, 김민하, 임진형, 안유경 | 제작 | 박기성, 구성우, 이창영, 배상진 | |
| 마케팅 | 김회란, 박진관 | | | |
| 출판등록 | 2004. 12. 1(제2012-000051호) | | | |
| 주소 | 서울특별시 금천구 가산디지털 1로 168, 우림라이온스밸리 B동 B113~114호, C동 B101호 | | | |
| 홈페이지 | www.book.co.kr | | | |
| 전화번호 | (02)2026-5777 | 팩스 | (02)3159-9637 | |
| ISBN | 979-11-93499-14-6 03510 (종이책) | 979-11-93499-15-3 05510 (전자책) | | |

**(주)북랩** 성공출판의 파트너

북랩 홈페이지와 패밀리 사이트에서 다양한 출판 솔루션을 만나 보세요!

**홈페이지** book.co.kr   •   **블로그** blog.naver.com/essaybook   •   **출판문의** book@book.co.kr

**작가 연락처 문의 ▸ ask.book.co.kr**

작가 연락처는 개인정보이므로 북랩에서 알려드릴 수 없습니다.

| 이 도서는 2023년도 원광디지털대학교의 교비 지원에 의해서 출간됨

호흡명상 · 아사나명상 · 무드라명상

# 하타요가의 명상

박승태 지음

HATHA YOGA
MEDITATION

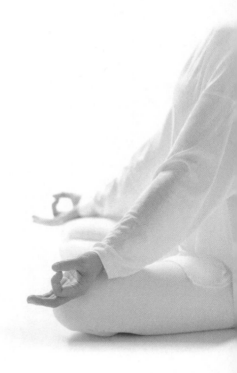

고요함에 이르러
밝음이 일어난다

## 머리말

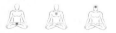

『하타요가의 호흡』에 이어 『하타요가의 명상』을 출간한다. 호흡 수련은 자신이 누구인지를 찾아가는 수행의 과정에서 가장 중요한 수련이다. 수련의 진행은 의식의 변화를 동반하며 이러한 변화는 일정한 흐름을 가진다. 의식을 내면으로 회수하여 한 곳에 집중하고 이 흐름이 이어져 명상이 되고 더 나아가 삼매에 들게 된다.

명상은 바깥으로 향해 있던 의식이 자신의 내면의 한곳에 집중하여 그 집중이 순일하게 이어지는 의식의 상태를 말한다. 호흡에 집중한 흐름이 순일하게 이어지는 것을 호흡명상이라고 한다. 호흡명상은 에너지의 각성과 합일을 목표로 하는 하타요가에서 가장 핵심적인 명상이다. 이를 토대로 아사나명상, 무드라명상, 아사나 플로우명상이 전개된다. 하타요가의 제반 수련은 에너지를 각성, 조절, 합일하기에 아사나와 무드라가

하타요가답게 되기 위해서는 호흡의 힘이 바탕이 되어야 한다.

『하타요가의 호흡』에서는 호흡수련의 방법적인 면을 위주로 소개하였다면 『하타요가의 명상』에서는 호흡수련이 어떤 흐름을 가지며 진행되는지, 다른 하타요가의 수련법에 어떻게 적용되는지를 안내한다. 이러한 가운데 겪게 되는 다양한 수련의 경험에 대해 설명하기도 한다.

아사나가 아사나답게, 무드라가 무드라답게, 프라나야마가 프라나야마답게 되기 위해서는 호흡과 의식을 어떻게 쓰는가가 관건이 된다. 이제 하타요가를 시작하는 사람과 이미 하타요가를 수련하는 사람에게 도움이 되며 깊은 집중과 몰입의 체득을 쌓아가길 바란다.

2023년
박승태

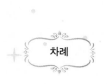

# 차례

## ※ 문헌의 인용

책에 기술된 요가 문헌의 인용 구절 중 요가수트라, 하타요가프라디피카, 계란다상히타, 시바상히따의 구절은 『요가비전』(지혜의나무, 2005년, 배해수 편역)에서 인용하였다.

『요가비전』에서 인용한 구절은 각주를 달지 않았다.

## ※ 요가 문헌 영문 약어 표기

- 요가수트라: Y.S
- 하타요가프라디피카: H.P
- 계란다상히타: G.S
- 시바상히타: S.S
- 바시스타상히타: V.S

# 1장

## 명상

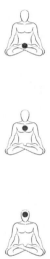

# 명상이란

명상의 어원은 몇 가지로 살펴볼 수 있다. 명상을 뜻하는 영어 단어인 'meditation'은 라틴어 'meditatio'에서 유래된 것으로, 동사 'meditari'는 '숙고하다, 생각하다, 응시하다' 등의 뜻을 가지고 있다. 여기서 의미하는 명상은 '깊이 사고하는 것'을 말한다. 다른 어원으로는 'medari, 치유하다'가 있다.

요가에서 명상을 뜻하는 단어는 '디야나(Dhyana)'이다. 요가 수트라에서 디야나의 뜻은 아래와 같다.

*Y.S. 3-2 명상은 의식 작용이 한결같이 어느 곳에 집중된 상태이다.*

명상은 집중(Dharana)이 이어지는 상태이다. 그러면 집중은 무엇일까?

*Y.S. 3-1 집중은 마음을 한곳에 고정하는 것이다.*

위의 구절과 같이 집중은 의식이 여러 대상으로 '왔다 갔다' 하는 것이 아니라 머물고자 하는 것에 그대로 두어지는 것을 말한다. 그래서 요가의 명상은 자신이 하고자 하는 명상의 대상에 의식을 두고 그 흐름이 이어지는 의식의 상태를 말한다.

또 다른 관점으로 명상의 뜻을 알아보기 위해 명상의 한자를 수련적 의미로 풀어 본다면 명상은 두 가지의 단어로 쓸 수 있다.

첫 번째는 명상(冥想)이다.
이때 명상의 의미를 단어 뜻 그대로 풀면 '생각을 어둡게 하다, 생각을 깊게 하다'로 풀 수 있다. 수행적으로 본다면 어둡게 하는 것은 사라지게 하는 것으로 해석하여 '생각을 고요히 하여 무심에 이르게 한다'라고 할 수 있다.

두 번째는 명상(明想)이다. 뜻을 풀이하면 '생각을 밝게 하다'인데, 이는 '지혜를 밝힌다'는 것으로 볼 수 있다. 수행에서는 정(定)과 혜(慧)를 함께 닦는 것을 강조한다. 고요한 삼매와 밝은 지혜를 함께 갖추는 것을 말한다. 이는 명상 수행의 목적과 방향이기도 하면서 수행을 통해 얻게 되는 결과이기도 하다.

수련은 이분법적인 사고를 넘어 통합적 사고에 이르게 한다.

통합적 사고는 '입체적인 사고'라고 하는 동시에 '일원적 사고'라고도 할 수 있다. 통합적 사고는 양극단의 사고를 함께 포용하고 있으면서도 하나로 합일되어 있기에 일원적 사고이기도 하다. 명상의 설명에서 거론한 '冥'과 '明'은 '어둡고 밝다'는 대립되는 개념으로 인식할 수 있지만 여기서 '어두우면서도 밝다'는 것은 '마음, 생각이 고요한 무심에 이르러 밝은 마음과 지혜가 샘솟는다'는 것을 말한다. 우주가 깊은 어둠의 우주 공간에서 빛나는 별들을 품고 있듯이, 그윽한 현(玄)의 어둠에서 밝은 태양(陽)이 현(現)하듯이, 수행에 있어 마음과 의식의 고요함과 밝음은 둘이 아니다. 이는 음양이 둘이 아님을 말하는 것이기도 하다. 근원의 하나에서 분화가 시작되어 음과 양이 생겼다면 근원으로 돌아가는 과정은 상대적인 음양(陰陽), 하(Ha)와 타(Tha)[1]를 하나(일원)로 합일하는 과정이 된다.

이렇게 고요한 삼매의 바탕 위에 지혜가 일어남을 자신의 수행으로 체득함으로써 위무위(爲無爲), 즉 '행함이 없이 행한다. 인위적인 함이 없다'를 체득할 수 있을 것이다. 이를 '해도 한 바가 없다'로 해석한다면 요가의 종류 중 하나인 까르마요가로 이어진다. 즉, 순수한 행위를 하게 됨으로써 업(業, Karma)을 남기지 않는 것이다.

---

1) 하(Ha): 태양의 에너지, 타(Tha): 달의 에너지

# 명상의 목적

　명상 수련은 왜 하는 것일까?

　명상의 목적은 수련자 각자가 원하는 '개인적인 목적'이 있고 그 수행법이 가지는 '궁극적인 목적'이 있다. 대개 개별 수련자가 원하는 목적은 명상의 궁극적인 목적을 향해 가는 가운데 얻어지는 효과다. 예를 들면 스트레스 해소, 마음의 안정, 육신의 건강, 자기계발, 불면 해소, 우울증 해소 등이다. 반면 각 수행법의 최종적 목적은 '궁극의 자기완성 혹은 진아와의 합일'을 지향한다.

　개인적인 명상의 목적은 현실의 정신적, 신체적 안녕과 건강을 위한 것이기에 어느 정도 꾸준히 수련하면 대부분 효과를 보게 된다. 반면 후자의 자기완성은 현실에 기반하면서도 현실을 뛰어넘는 것을 포함하기에 이때 완성의 의미를 이치적으로 명확히 설명하기란 간단하지 않다.

'자기완성'의 의미는 각 수행문파에서 여러 논리로 전개하고 있는데, 크게는 무형적인 것과 유형적인 것으로 분류할 수 있다. 전자는 '무아를 아는 것', 즉 '나라고 할 것이 없음을 깨닫는 것'을 말하고, 후자는 반대로 '진아(참나)를 깨닫는 것'을 말한다. 혹은 전자에 가까운 것으로 범아적인 개념인 '자신이 곧 근원적 우주와 하나임을 깨닫는 것'을 의미하기도 한다.

이렇게 근원적 깨달음에 대해 견해가 갈리는 이유는 깨달음의 세계를 말로 전달하는 데 한계가 있기 때문이다. 무아라고 했을 때 단순히 없는 것이 아니기에 때로는 '텅 빈 가운데 묘하게 있다'라고 하여 언어로 전달되는 한계를 뛰어넘도록 안내하기도 한다. 또 다른 이유 중 하나는 근원의 자신이 가지는 무형성과 유형성을 통합적이면서 일원적으로 인식하지 못한 데서 기인한다고 할 수 있다. 즉, 유무가 둘이 아님에도 완성의 깨달음이 아닌 수행의 과정상의 깨달음으로 인해 제한적 인식을 가지는 것이다.

이성적 사유에 의해 근원의 자신을 추론하는 방식이 아니라 실질적인 명상 수행을 통해 근원의 자신을 직접 체득하는 수행에서 깨달음의 경지는 매우 중요하다. 수행자는 자신이 체득한 것을 토대로 구체적인 세계관이 형성되기에 수행의 경지에 따라 세계관이 달라질 수 있다. 이러한 현상은 육신을 가진 인간의 특성과도 관계가 있다. 즉, 현상세계의 자신은 유형적 물질에 기반하고 있어 무형적 자신에 대해 인식하기 어렵다. 또한 무형적 자신은 유형적 자신과 하나이면서도 동시에 여러 차원으로 존재하기에 그중 최종적인 자신을 아는 것은 더욱 어려울 수 있다. 예를 들면 무형적 자신(몸)에는 '아스트럴 바디'라고 불리는 '에너지체'가 있는가 하면 영혼백이 일체화된 영체, 근본 자신을 의미하는 아뜨만(진아)이 있다. 이러한 '무형적 자신이 실제 있느냐'는 논쟁의 대상이 되겠지만, 요가의 수행적 세계관에서는 이를 전제로 하고 수행의 궁극적 목적을 '참나'를 아는 것에 두고 있다. 수행은 유형적 몸을 가지고 시작하여 자신의 안으로 들어가서 드러나지 않았던, 혹은 잠재적으로 있는 무형의 자신을 하나하나 깊이 알아 감으로써 여러 차원의 자신을 통합적으로 알아 가는 과정이다. 이에 대한 요가의 인간관이 '판차코샤'이다. 즉, 인간을 다섯 층으로 분류한 인간관이다. 여기서 층이란 차원으로 이해할 수 있다. 다섯 층은 육체, 에너지체, 심체, 정신체, 근원체이다. 그렇기에 수행에서 자신을 온전하게 안다는 것은 여러 층의 유형적 자신과 무형적 자신을 통합하여 알게 된다는 것을 의미한다. 이를 위하여 수행을 하는 것이다.

하타요가의 명상은 의식을 고요히 하여 무심에 이르는 것만 목적으로 하는 것이 아니라 육체와 호흡을 다스리고 이를 통해 에너지를 조절 및 합일함으로써 새로운 심령적, 신성적 에너지를 만듦으로써 무심에 든다. 여기서 더 나아가 진아와 합일하는 과정을 목적으로 하기에 다차원적인 자신을 알아 가는 수행법이 된다. 이것이 하타요가 수련의 길이며 하타요가 명상의 목적이다. 물론 앞서 언급한 바와 같이 하타요가 수련을 하는 각 개인의 목적은 다를 수 있다. 하지만 그와는 별도로 하타요가는 고유의 수행 목적을 가지고 있는 것이다. 그렇기에 수행자는 수행의 목적을 현실적 목적을 뛰어넘어 더 큰 자신이 되는 것에 두면 좋다.

# 명상의 종류

명상의 종류는 관점에 따라 다르게 분류할 수 있다. 여기서는 명상 시 집중 대상과 진행 방법에 따라 분류하고자 한다. 각 수련법은 수련 체계와 세계관에 따라 집중의 대상과 진행 과정이 달라진다. 예를 들어 하타요가의 경우, 에너지(프라나)의 합일을 토대로 삼매에 드는 과정을 거친다. 이때 합일하는 신체 부위는 나디, 차크라, 깐다[2]와 같은 하타요가의 에너지 센터 및 경로이며, 이 체계에 따라 일정한 진행 과정을 거친다. 그렇기에 호흡, 깐다, 차크라, 나디 등이 집중의 대상이 된다.

### (1) 소리 명상

소리 명상은 명상의 집중 대상이 소리다. 이때 소리는 유형적인 소리와 무형적인 소리로 분류할 수 있다. 유형적 소리는

---

2) 나디: 에너지가 흐르는 통로, 차크라: 에너지 센터, 깐다: 하단전의 구근

사람이 직접 소리를 내면서 명상을 하거나 외부의 종이나 음악을 이용한다. 예를 들면 '옴' 명상법이나 '종'이나 '그릇'과 같은 도구로 아름다운 소리를 내며 실시하는 명상법이다. 무형적 소리는 인체 내부의 소리나 특정한 에너지 센터의 진동을 듣는 것이다.[3] 예를 들면 하타요가의 비음명상(나다누산다나)이다. 나다(Nada)는 인체의 내부에서 나는 신비한 소리를 의미한다.

### (2) 지혜 명상

앞서 명상의 어원을 설명할 때 정과 혜는 서로 분리되어 있는 것이 아니라고 하였다. 그렇기에 지혜 명상은 정(삼매)을 바탕으로 하고 있다. 한 예로 근원적인 질문을 스스로 던지는 것 혹은 가지는 것이다. 대표적인 것이 '나는 누구인가'이다.[4] 여기서 '나는 누구인가'에 대한 지혜명상을 하는 방법은 나에 대한 논리적인 설명의 해답을 구하는 것이 아니다. 예를 들면 아래와 같이 답하는 것이다.

'나는 인간이며, 인간의 육신은 세포로 구성되어 있다. 세포는 생명의 기초 단위로서 인체는 약 60조의 세포로 구성되어 있다. 인간이 나라고 인식할 수 있는 것은 뇌세포의 네트워크화 된 신경 활동에 의한 인지 작용에 의해 이루어진다. 이를 통해 자아의 정체성을 형성하여 '나'라는 인식의 연속성을 가진다.'

---

3) 유형적 소리는 육신의 청각으로 들을 수 있는 소리를 의미하며, 무형적 소리는 인간의 내부 감각을 통해 들을 수 있는 소리를 의미한다.
4) 이러한 명상을 지도한 사람은 인도의 라마나 마하리쉬이다.

이 대답은 '나는 누구인가'에 대한 논리적인 답의 예시이다. 하지만 수련은 이러한 이성적 추론의 방식으로 진행하지 않는다. 여기에는 전제가 있다. 현상세계 너머에 자신이 있다는 것을 전제로 한다. 이러한 전제가 있는 명상을 현대의 과학적 명상에서는 '신비주의 명상'이라고 할 것이다. 과학적 명상을 하는 사람의 입장에서 신비주의 명상이란 '과학적으로 메커니즘이나 효과가 검증되지 않는 명상'이란 의미이다. 역으로 신비주의 명상을 실제 체득할 수 있는 명상으로 여기고 수련하거나, 실제 그 경지에 이른 사람의 입장에서 신비주의 명상이란 말은 사람들이 그 세계를 체득하지 못하거나 수행 체계를 납득하지 못할 때 쓰는 말이라고 여길 수 있다. 물론 신비주의 명상으로 불리는 명상 중 관념적인 성향이 내포된 경우가 있다. 즉, 해당 수련의 완성의 경지가 실제 도달할 수 있는 것이 아니라 추론으로 설정하였거나 혹은 이제까지의 체험을 확대하여 해석한 것일 수 있다. 그럼에도 불구하고 궁극의 자기완성을 추구하는 일부 명상법은 주요 내용과 세계관을 체득 및 체험으로 증명하며 그 세계관을 오랜 기간 이어 오고 있다.

이러한 세계관의 출발과 정점에는 진아에 대한 정의가 있고 그 진아는 수련을 통해 알 수 있다는 것이다. 지혜명상은 이러한 경지에 이를 수 있는 방법으로 하나의 본질적인 의문을 가지도록 한다. 그리하여 한 생각도 일어나지 않는 의문의 명상(冥想)에서 일어나는 깨달음을 통해 자신을 알게 되는 과정이 지혜 명상의 수행 방법이다.

### (3) 에너지(쁘라나) 명상

에너지의 각성, 합일, 운행에 집중하는 명상 방법이다. 대표적으로 하타요가의 명상법이 있다. 하타요가는 하(태양의 에너지)와 타(달의 에너지)를 합일하는 요가이다. 하타요가의 뜻 자체가 '에너지의 합일'이므로 구체적 수행법도 이를 위한 것이 된다. 하타요가 수행에서 이루어지는 명상은 모두 에너지 명상으로 연결된다. 예를 들어 아사나를 할 때도 단순히 인체의 움직임에만 집중하는 것이 아니라 깐다, 차크라, 나디에 집중하거나 혹은 호흡의 흐름에 집중하여 신체의 미세한 에너지의 흐름을 인지하며 수련하는 것이다. 이는 반다, 무드라, 프라나야마를 할 때도 마찬가지다.

### (4) 인체 집중 명상

인체의 특정한 부분에 집중하거나 바디 스캔과 같이 몸의 부위를 순차적으로 이동하며 인지하는 명상법이다. 전자는 인체 특정 부위의 순환을 촉진하거나 활성화하는 데 도움이 되며 치유명상법으로 활용할 수 있다. 후자는 인체를 순차적으로 인지하며 긴장을 해소하고 불필요한 힘을 제거하여 이완명상법으로 활용할 수 있다. 다른 방법으로는 인체에서 일어나는 감각에 집중하는 방법이 있다. 예를 들어 손등이 가렵다면 가려운 손등을 바라보듯이 그대로 관(觀)하는 것이다.

### (5) 도형 혹은 그림 명상

요가의 수련법 중 얀트라명상과 트라타카가 있다. 얀트라는 점, 삼각형, 원, 사각형, 연꽃무늬, 씨앗 만트라로 구성된 일종의 그림과 같은 도형이다. 내재적 의미는 각 에너지들을 통제할 수 있는 힘의 장(場)을 표현한 것이며, 각 도형의 구성은 의식, 우주와 연관된 의미를 가지고 있다. 이를 보며 명상 수련을 한다. 트라타카는 눈 정화법으로, 하타요가의 정화법인 샤트카르마5) 중 하나이다. 동그란 검은 점이나 촛불 등을 눈을 깜빡이지 않고 보는 정화법이자 응시 명상이다. 이러한 보는 명상 수련은 주의해서 진행할 필요가 있다. 잘못 수련하면 상기(上氣)나 에너지가 뜨는 불안정성이 형성될 수 있다.

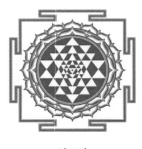

얀트라

---

5)  6가지 정화법: 네티, 카팔라바티, 다우티, 바스티, 트라타카, 나울리

### (6) 이완 명상

이완 명상은 수련의 방법이라기보다는 수련 시의 상태 혹은 수련을 통한 효과라고 할 수 있다. 그럼에도 따로 분류하는 이유는 현대 명상에서 중요한 부분을 차지하고 있기 때문이다. 예를 들면 현대 명상을 보급하는 데 중요한 역할을 한 하버드 대학의 허버트 벤슨 박사가 보급한 주요 명상이기도 하다[6]. 또한 메사추세츠 의과대학의 존 카밧진 박사에 의해 보급된 MBSR[7]에서도 이완은 중요하다. 이와 같이 현대 명상에서 이완 명상은 큰 비중을 차지하고 있다. 또한 다른 명상을 하더라도 명상의 시작은 이완을 토대로 집중으로 나아가기에 이완은 심신의 안정과 조화를 이루는 데 중요한 바탕이 된다.

---

6)  이완반응법(Relaxation Response)
7)  Mindfulness Based Stress Reduction: 마음 챙김에 기반한 스트레스 완화 프로그램

# 하타요가의 명상

## (1) 하타요가란?

하타요가는 태양의 에너지와 달의 에너지를 결합하는 요가
이다. 그러면 하타요가는 왜 결합을 추구할까? 이를 이해하려
면 하타요가의 수행 체계와 사상적 원리를 이해하는 것이 필
요하다. 만물은 근원의 세계(둘이 아닌 일원)에서 하와 타(음양)
로 분화되면서 생성되었다고 할 수 있다. 즉, 시간 속에서 분화
가 지속적으로 진행되며 다양한 존재와 물질들이 생성되었다
고 할 수 있다. 수행에서는 개별적 존재가 자신의 근원으로 돌
아가기 위해 이를 거슬러 가는 것이 필요하기에 역으로 분화된
에너지를 스스로 합일하여 에너지 레벨을 근원의 차원까지 상
승해 가야 한다. 이 과정이 근원까지 이르렀을 때 아뜨만(진아)
과 합일하였다고 하거나 우아일체(宇我一體)[8]가 되었다고 한다.

---

8)   우주적 자아와 현상적 자아가 하나가 됨.

현대의 요가에 대한 인식에서 하타요가는 아사나를 위주로 하는 신체적 요가로 한정하여 인식하는 경우가 많지만, 본질적인 하타요가의 의미를 먼저 이해하고 현대화된 하타요가를 이해하는 것이 필요하다. 즉, 에너지의 합일을 위한 수행이 본질이며, 이를 위한 다양한 수행법으로 아사나, 프라나야마, 반다, 무드라, 샤트카르마, 명상이 있다. 이중 아사나가 현대에 와서 널리 알려졌다.

### (2) 하타요가의 명상

하타요가의 개별 수행법 중 아사나는 체위법 혹은 자세를 말하고 프라나야마는 에너지의 조절을 위한 호흡법을 말한다. 반다와 무드라는 에너지를 조절하기 위한 특정한 모양의 결인으로, 어떤 종류들은 아사나와 유사한 수행법의 형태를 띤다. 샤트카르마는 신체의 정화법을 말한다. 하타요가의 명상은 이러한 각 수행법을 집중과 몰입을 통해 명상의 차원으로 진행한다.

이에 기반하여 하타요가의 명상은 5가지로 분류할 수 있다.

① 아사나명상
② 무드라명상
③ 호흡명상
④ 차크라, 나디명상
⑤ 비음명상

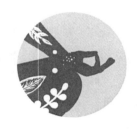

# 2장

아사나명상

아사나의 어원은 '앉다'라는 뜻으로, 좌법에서 유래되어 현재
는 '자세, 체위법, 행법'을 뜻한다. 요가의 각 수행법은 '의식을
어떻게 쓰는가, 호흡을 어떻게 하는가'에 따라 내용과 질이 달
라진다. 이는 아사나에도 동일하게 적용된다. 아사나 시 의식과
호흡을 두는 방식에 따라 아사나의 질이 달라지며 이를 통해 수
행이 깊어지면서 운동적인 아사나에 그치는 것이 아니라 기를
조절하는 아사나, 명상적인 아사나가 된다. 이러한 아사나는 육
체적, 에너지적, 명상적인 영역에서 일석삼조의 효과를 가져온
다. 그럼으로써 하타요가는 전인적인 수련으로 확장된다.

아사나 시 의식과 호흡을 쓰는 방식은 아래와 같이 분류할
수 있다.

① 자극이 오는 신체 부위에 집중

② 호흡의 들과 남에 집중

③ 호흡 통로에 집중

④ 호흡을 통한 깐다 집중

⑤ 차크라 및 나디에 집중

⑥ 전체적 흐름에 집중

# 자극이 오는 신체 부위에 집중

아사나를 실시하면 근력 운동으로 수축되는 신체 부위가 있고 스트레칭으로 늘어나는 신체 부위가 있다. 인체는 이를 감각을 통해 인지한다. 명상에서 감각은 집중의 중요한 대상이 되면서 명상이 이루어지는 흐름의 경로가 된다. 대상이 된다는 것은 인체에서 일어나는 감각을 그대로 집중하거나 바라보는 것을 말한다. 경로가 된다는 것은 처음에는 느껴지는 감각에 집중하고, 다음은 감각으로부터 의식을 회수하여 내면으로 향하게 하는 일련의 과정을 거치는 것을 말한다.

예를 들어 파스치모타나아사나를 할 때 늘어나는 신체 부위는 슬근, 대둔근, 척추기립근으로, 주로 인체의 후면이 된다. 이중 자신이 느껴지는 부위에 의식을 집중하는 것이다. 집중 후 점차 자신을 객관화하여 바라보듯이 수련한다. 이로써 관법(바라보기) 명상으로 이어지며 그러한 상태를 알아차림으로써 알아차림 명상화가 된다. 바라보기와 알아차림은 연결된 하나의 과정이다. 바라보기는 시각적인 작용인데, 이때의 시각 작용은 육체적 오감(五感)[9]의 차원이 아닌 내면의 오감을 말한다. 요가명상에서 프라티야하라 수련, 즉 '의식을 내면으로 회수하는 것'은 육체의 오감을 내려놓고 내면의 오감을 개발하는 과정이다. 그중 가장 기초가 되는 수련이 자신의 감각을 바라보며 인지하는 것이다. 이를 통해 감각에 늘 붙어 있던(매어 있던) 의식을 감각으로부터 분리하는 것이다.

처음에는 육체적 감각을 느끼듯이 바라보다가 이후에는 무형의 감각 대상인 인체의 에너지의 상태를 바라보는 것으로 전환한다. 이를 통해 에너지의 각성, 집중, 확장, 흐름 등을 인지하고 알게 된다. 그 출발이 '자극이 오는 신체 부위에 집중하는 아사나 명상법'이다.

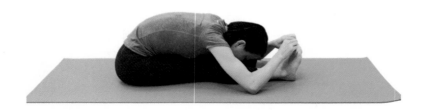

파스치모타나아사나

---

9)  시각, 청각, 후각, 미각, 촉각.

# 호흡의 들고 남에 집중

호흡은 명상의 집중 대상이자, 나아가 명상의 본질적 목적과 연관이 깊다. 명상의 집중 대상으로서의 호흡은 좁은 의미의 호흡으로 인체의 들숨과 날숨, 호흡의 경로, 호흡으로 인한 프라나의 변화를 말한다. 명상의 본질로서 호흡은 넓은 의미의 호흡으로 숨과 빛을 의미하며, 자신의 모든 차원의 에너지를 말한다. 이는 궁극적으로 진아의 숨(빛)으로 연결된다. 둘은 떨어져 있는 것이 아니라 연결되어 있기에 호흡 수련을 통해 좁은 의미의 호흡에서 넓은 의미의 호흡으로 상승·확장해 간다.

아사나시 호흡에 집중하는 첫 번째 방법은 동작의 들숨과 날숨을 있는 그대로 인지하는 것이다. 자극이 오는 부위에 집중하는 방법이 유형적인 육체에 집중하는 방법이라면 호흡의 '들고 남'에 집중하는 방법은 이보다 더 무형적인 몸의 작용에 집중하는 방법이다. 이를 통해 의식은 유형적인 몸에서 무형적인 몸의 작용을 인식하는 과정으로 한 걸음 나아가게 된다.

# 호흡의 경로에 집중

　호흡의 들고 남에 집중하는 명상이 숙련되면 다음 과정으로 호흡의 경로에 집중한다. 이는 반드시 거쳐야 하는 순차적인 과정은 아니나 호흡 수련에서 대부분 경험하게 된다. 호흡의 경로를 수련 초기부터 명상의 대상으로 삼을 수도 있다. 그러면 여기서 말하는 호흡의 경로는 무엇일까? 생리적 호흡의 경로는 대기 속의 공기가 비강과 기관지를 거쳐 폐로 들어오고, 폐로 들어온 공기가 폐포에서 모세 혈관을 거쳐 세포로 전달되는 과정을 말한다. 명상의 대상으로 집중하는 호흡의 경로는 이러한 생리적 호흡의 경로를 말하는 것은 아니다. 수련자가 호흡에서 경로를 인지할 때는 복부의 아래쪽으로 깊이 이어지는 경로를 의미한다. 이 경로가 실제 하는 것인지, 혹은 복부를 불리는 복식 호흡의 과정에서 경로를 이미지화하여 상상으로 인식한 것인지 궁금해할 수 있다.

과학적인 입장을 가진 사람은 후자의 가능성을 제기할 수 있다. 그런데 많은 사람들이 호흡의 경로를 인지하며 수련할 때는 아직은 과학적으로 검증을 하지 못했지만 실제로 그러한 무형의 경로가 있을 가능성을 염두에 둘 필요가 있다. 요가생리학적으로 보면 복부 아래쪽 골반에 에너지의 중심체인 깐다가 있다. 이 깐다로 이어지는 무형의 에너지 경로가 있다고 본다. 실질적으로 이 경로를 인식하는 것은 일정 기간 수련의 과정이 필요하기에 숙련되지 않은 수련자의 경우 이미지화해서 수련을 할 수도 있다. 또한 수련의 초기에는 실질적인 무형의 에너지 경로보다 호흡 근육을 사용하면서 근육의 물리적 힘이 압축되어 통로처럼 인식되는 면도 있다. 그래서 수행의 과정에서 이미지화된 경로, 물리적 힘으로 형성된 경로, 무형의 에너지 경로가 복합적으로 인식되기에 이를 명확하게 파악하기 어려울 수 있다. 수련자는 이런 점을 인정하며 수련하는 것이 필요하며, 그래서 호흡의 경로를 이미지화하여 수련하기보다는 수련이 익어지면서 자연스럽게 인지되는 흐름으로 수련하는 것이 좋다. 그런 가운데 차츰 집중력과 몰입력이 상승하면 점점 깊은 차원으로 들어가며 호흡의 경로를 인지하게 된다.

# 호흡을 통한 깐다 집중

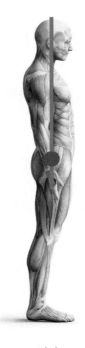

깐다

'호흡의 경로 집중' 수련이 숙련되면 '호흡을 통한 깐다 집중'의 단계로 넘어간다. 깐다는 인체 에너지의 중심이자 나디의 근원이다. 깐다의 위치는 항문으로부터 15~20cm 정도 위이며 배꼽 아래 골반의 중심 근처이다. [10]

수련자는 아사나를 하는 동안 의식이 호흡에 실려(하나가 되어) 깐다에 가서 닿는다는 느낌으로 수련한다. 깐다 집중이 익숙해지면 아래와 같은 느낌을 가지게 된다.

---

10) 사람의 신체 비율에 따라 위치는 차이가 난다. 깐다에 대한 요가 문헌 구절 및 자세한 내용은 『하타요가의 호흡』(북랩, 2022.) 3장 참조.

- 아사나를 하는 동안 아랫배의 깐다 위치에 묵직한 힘이 느껴지거나 중심이 잡히는 것 같은 느낌이 형성된다.

- 아래쪽에 중심이 잡힘으로 인해 아사나를 하는 동안 심리적 안정감과 의식의 고요함이 지속된다.

- 다양한 동작을 하더라도 의식은 인체 중심인 깐다에 계속 머무르므로 여러 동작이 이어지는 연속성이 형성된다.

- 의식이 깐다의 공간성에 몰입하면 육신의 의식 비율이 줄어들면서 육체가 약하게 인지되거나 거의 느껴지지 않는다.

# 차크라, 나디에 집중

개별 아사나마다 주요하게 활성화되는 차크라가 있다. 이곳에 집중하는 명상 방법이다. 이때 전제가 되는 것은 에너지의 중심인 깐다에 의식을 두고 난 뒤 분할하여 차크라에 두는 것이다. 깐다의 힘이 약한 상태에서 상위 차크라에 집중하다 보면 에너지의 불안정성이 형성되는 경우가 종종 있다. 이는 각자의 심신 상태에 따라 편차가 있다. 수련은 무엇보다 안정적으로 하는 것이 중요하기에 깐다의 기초 호흡이 숙련되고 난 뒤 응용에 들어가는 것이 좋다.

하타요가의 명상

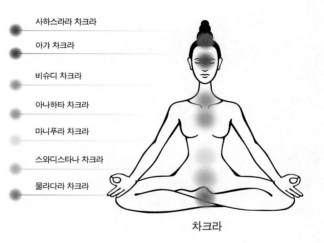

사하스라라 차크라

아갸 차크라

비슈디 차크라

아나하타 차크라

마니푸라 차크라

스와디스타나 차크라

물라다라 차크라

차크라

# 전체적인 흐름에 집중

이는 에너지의 변화 흐름을 순차적으로 혹은 전체로 인지하는 방법이다. 한곳에 의식을 두는 것이 아니라 깐다에 의식의 일부(50~70%)를 두고 깐다의 힘이 확장되는 가운데 일어나는 에너지의 흐름을 인식하는 수련 방법이다.

예를 들어 그림과 같이 파스치모타나아사나를 할 경우, 의식의 중심은 50~70% 정도 깐다에 두고 나머지는 몸통과 팔, 손발, 다리, 골반으로 이어지는 타원형의 에너지 순환에 둔다. 이를 순차적으로 혹은 전체로 다 인지한다. 이때 이미지화하여 인지하는 것이 아니라 에너지가 흐르는 변화 그 자체를 받아들이듯이 인지한다. 이렇게 할 경우 육체적 운동, 에너지의 확장, 의식의 몰입이 혼연일체 된 하타요가의 아사나가 진행된다.

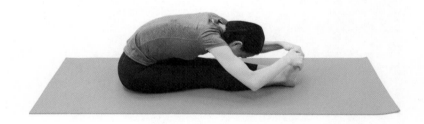

손발 붙인 파스치모타나아사나

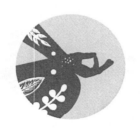

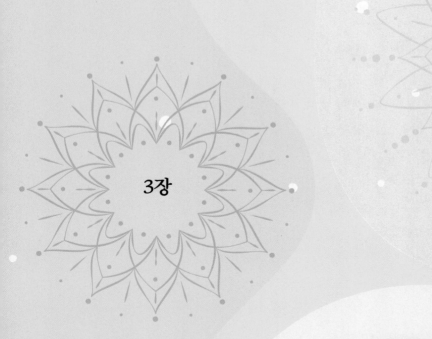

3장

호흡명상

하타요가의 명상 중 가장 핵심적인 명상은 호흡명상이다. 아사나명상에서 호흡의 들고 남의 집중, 호흡의 경로 집중, 호흡을 통한 깐다 집중은 하타요가의 호흡명상을 아사나에 적용한 것이다. 결국 아사나명상을 잘하는 방법은 호흡명상을 충실히 수행하는 것이다. 역으로 아사나명상수련이 호흡명상 수련에도 도움이 된다. 아사나를 수행하는 과정에서 근골격계가 유연해지고 이완되면 신체의 호흡 관련 움직임이 잘된다. 또한 호흡의 길이나 힘을 향상하는 데에도 도움이 된다. 서로 상호 작용이 일어나면서 수련이 잘 되는 것이다.

호흡명상이 하타요가의 핵심적인 명상이 되는 이유는 에너지를 합일하는 실질적인 방법이 호흡이기 때문이다. 판차코샤의 관점에서 인체는 다섯 층으로 나눌 수 있지만, 결국 자신은 한 존재이기에 다섯 층은 하나로 연결되어 있다. 인체의 장부가 오장육부로 나누어져 있지만 유기적인 연결 흐름을 가지고 있듯이, 다섯 개의 인체 영역은 개별적으로 작용하면서도 상호 연결성과 전환성을 가진다. 이는 육체층의 무언가가 에너지층으로 전환되고 에너지층의 무언가가 심층으로 전환된다는 것이다. 이러한 전환성과 연결성을 가지지 않는다면 사람은 육체, 에너지체, 심체, 이성체를 통합하여 하나의 자신으로 온전히 인지하지 못할 것이다.

그러면 각 층을 연결하는 매개는 무엇일까?

그것은 호흡이다. 이때 호흡은 빛 차원의 호흡을 말한다. 에너지 차원이라고도 할 수 있는데, 이 에너지는 에너지층(프라나마야코샤)의 에너지를 말하는 것이 아니라 '만물은 에너지로 이루어져 있다'와 같은 광의적, 근원적 개념의 에너지이다. 즉, 각 층에는 육체 차원의 빛, 프라나 차원의 빛, 마음 차원의 빛, 의식 차원의 빛이 있는 것이다. 이러한 빛의 생산, 확장, 수렴, 조절 등의 제반 작용을 가능하게 하는 것이 넓은 의미의 호흡이고, 이에 대한 수련이 요가에서는 프라나야마이다.

호흡명상을 통해 깐다의 에너지를 각성하고 합일하여 나디, 차크라로 운행하는 것은 육체 차원의 빛, 에너지를 상승시켜 마음의 심령적 에너지로 전환하고 나아가 신성적 빛, 에너지로 상승하는 토대가 된다. 이러한 점이 호흡명상과 다른 명상의 차이점이다.

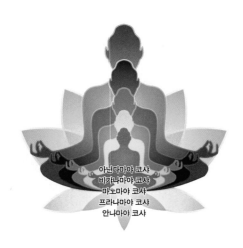

아난다마야 코샤
비갸나마야 코샤
마노마야 코샤
프라나마야 코샤
안나마야 코샤

판차 코샤

# 하타요가의 호흡명상

하타요가의 호흡명상은 프라나야마의 종류가 다양하기에[11] 여러 방법들이 있을 수 있지만 여기에서는 기초가 되는 호흡명상에 대해 설명하고자 한다.

호흡명상의 과정은 앞서 설명한 아사나명상의 흐름과 유사하다.

　① 자신의 호흡 리듬 찾기
　② 호흡 경로 집중
　③ 깐다 호흡명상

---

11) 하타요가프라디파카에는 다음의 8가지 프라나야마가 소개된다. 웃자이, 수리야베다나, 싯카리, 시탈리, 바스트리카, 브라마리, 무르차, 프라비니.

# 자신의 호흡 리듬 찾기

호흡에는 자신이 조절할 수 있는 영역과 조절하지 못하는 영역이 있다. 일정 범위 안에서는 자신의 호흡의 길이와 깊이 등을 조절할 수 있고 호흡을 일시적으로 멈출 수도 있다. 그러나 호흡은 평소 의식하지 않아도 절로 이루어지는 면이 있어 흥분하면 호흡이 빨라지고 심신이 이완되면 느려지기도 하여 거의 무의식적으로 이루어지기도 한다.

자신의 호흡 리듬 찾기는 자신이 자연스럽게 할 수 있는 호흡의 리듬을 찾아가는 과정이다. 사람은 고유의 에너지, 빛을 가지고 있고 이 빛은 고유한 온도와 파동, 힘을 가진다. 이러한 고유의 온도, 파동, 힘은 개인마다 차이가 있어 각자 고유의 체온, 호흡 리듬, 기운을 가지게 한다. 자신의 호흡 리듬을 찾는 과정은 자신을 알아 가는 한 과정이다. 자신을 참되게 알아 가는 수행의 과정에서 한 번에 자신의 모든 영역을 다 인지하지는 못한다. 수련을 하는 과정에서 먼저 몸부터 알아 가고, 그 몸에서 일어나는 유형적 호흡을 알아 가고, 다음으로 마음과 의식의 상태를 알아 간다. 이 과정에서 호흡과 마음의 상호 작용도 알게 된다. 이렇듯 자신의 많은 영역을 하나씩 알아 가는 과정과 절차를 거치면서 근원의 자신을 향해 한 걸음씩 나아간다. 하여 호흡명상은 자연스럽게 일어나는 자신의 고유한 호흡을 찾고 인지하는 과정으로 시작한다.

자신의 호흡 리듬 찾기는 세 개의 과정으로 진행한다.


① 이완
② 자연 호흡
③ 호흡 리듬 타기


**(1) 이완**

이완이 필요한 첫 번째 이유는 기존의 습관을 내려놓기 위함이다. 두 번째 이유는 심신을 편안하게 만들기 위함이다. '자신의 호흡 리듬 찾기'라고 할 때, '지금 하고 있는 호흡 자체가 나의 호흡인데 이외에 따로 무슨 나의 호흡이 있다는 것인가'라는 의문을 가질 수 있다. 사실 자신이 하는 모든 호흡이 자신의 것이지만 여기서는 수행을 위한 편안하고 자연스러운 호흡을 의미하기에 자신이 편안하게 이완된 상태에서 일어나는 고유의 호흡을 말한다. 이를 회복하려면 평소에 생활하면서 형성된 마음의 상태와 육체적 습관에 따라 형성된 호흡을 내려놓는 과정이 필요하다. 스트레스를 받으면 호흡의 길이가 짧아지고 깊이는 얕아진다. 그리고 몸은 긴장되고 에너지의 분포는 위쪽을 위주로 형성된다. 이러한 생활이 장기화되면 안정적이고 깊은 호흡이 아닌 짧고 얕으면서 떠 있는 듯한 호흡이 고착화된다.

원래 각 개인의 호흡은 깊었다고 할 수 있다. 아기 때는 깊은 복식 호흡을 하다가 점차 나이가 들며 복부 움직임이 경직되고 직립 생활과 사유 작용이 많아지는 등의 요인으로 호흡이 얕아진 것이다. 그렇기에 자신의 호흡 리듬 찾기는 원래 호흡의 회복 과정이기도 하다. 시간적인 관점으로 보면 원래의 호흡으로 돌아가는 과정이기도 하여 회춘하는 '항노화의 호흡'이라고도 할 수 있다.

그 첫 번째 과정이 그동안 쌓아 왔던 다양한 마음과 몸의 습관을 내려놓는 것이다. 그것이 이완의 시작이다. 두 번째는 근육의 긴장을 풀고 불필요한 힘을 빼는 것이다. 이와 함께 신경 생리적으로 이완한다. 예를 들면 자율 신경에서 긴장 시 작용하는 교감 신경과 이완 시 작용하는 부교감 신경의 균형을 이루는 것이다.

이와 같이 기존의 습관을 내려놓고 심신이 편안하게 이완되면 안정된 호흡을 하게 되며, 자신의 편안한 호흡 리듬을 익히는 토대가 마련된다. 이완 수련 시 자세는 초기에는 누워서 사바아사나로 시작하는 것이 좋다. 사바아사나는 자세를 유지하는 근력을 사용하지 않으며 몸의 근력을 최소화하며 휴식하듯이 수련할 수 있다. 누운 자세에서 이완이 숙련되면 앉아서 실시한다.

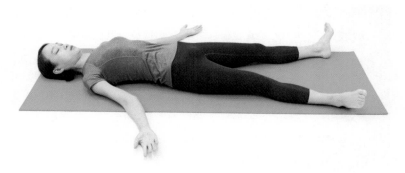

사바아사나

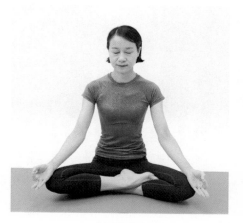

수카아사나

### (2) 자연 호흡

이완 수련이 숙련되면 자연 호흡 수련 단계를 진행한다. 자연 호흡이란 편안한 상태에서 절로 일어나는 호흡을 말한다. 인위적인 조절이 최소화된 호흡이다. 다르게 표현하면 절로 일어나는 호흡이라고 할 수 있다. 예를 들면 사람이 휴식할 때는 부드럽고 편안한 호흡이 일어나고, 빨리 걸을 때는 약간 빠르고 힘 있는 호흡이 일어난다. 뛸 때는 강한 호흡과 함께 크고 빠른 호흡이 일어난다. 이와 같은 호흡 방식도 몸의 상태에 맞게 절로 일어나는 자연스러운 호흡이다.

호흡명상에서 절로 일어나는 자연 호흡은 심신이 충분히 이완된 상태를 반영하는 호흡이다. 즉, 편안한 의식과 이완된 에너지의 흐름이 호흡으로 연결된 것이다. 이 과정에서 수련자는 자신의 호흡에 대한 의도를 최소화하고 자연스럽게 일어나는 호흡의 들고 남을 바라보듯이 진행한다.

### (3) 호흡 리듬 타기

자연 호흡을 통해 '절로 일어나는 호흡'이 숙련되면 '호흡 리듬 타기'를 실시한다. 호흡명상이 숙련되고 깊어지면 '호흡이 가늘고 길고 깊어지는 과정'을 거치게 된다. 이 수련 과정이 얼마나 자연스럽게 이루어지는가가 중요한데, 이것의 기초가 되는 것이 자신의 호흡 리듬을 잘 타는 것이다.

수련자는 자연 호흡이 편안하게 일어날 때 들숨에서 조금 더 배를 불린다는 느낌으로 실시하고 날숨에서 조금 더 배를 수축하는 느낌으로 실시한다. 즉, 절로 일어나는 흐름이 80%라면 20% 정도 의도를 싣는다고 할 수 있다. 마치 그네 타기를 할 때 '왔다 갔다' 하는 자연스러운 흐름에 조금씩 자신의 힘을 싣는 것에 비유할 수 있다. 이러한 방법을 통해 호흡의 리듬을 타면서 호흡력이 상승하게 된다.

# 호흡 경로 집중

호흡명상의 두 번째 과정은 호흡의 무형적 경로(통로)에 의식을 집중하는 수련 과정이다. 아사나명상 시에도 이야기했듯이 호흡의 생리적 경로는 비강, 기관지를 거쳐 폐에 이른다. 이후 혈관을 통해 세포로 전달된다. 이러한 유형적 흐름과 별도로 수련자가 호흡 수련을 하면 복부 아래로 내려가는 호흡의 깊이와 경로를 느끼게 되는데, 이 또한 육체적인 차원과 에너지적인 차원으로 나눌 수 있다. 육체적 차원이란 근육의 사용 방식에 따라 몸 안에 경로가 있는 것처럼 느껴지는 것이다. 즉, 횡격막이 아래로 내려가면서 호흡이 배로 들어가는 느낌이 형성되고 복근의 일부는 좁히고 일부는 열어 몸통을 대롱처럼 사용하며, 가상의 호흡 통로가 있는 것처럼 인식하는 것이다. 이와 다르게 에너지적인 차원의 호흡 통로가 있다는 것은 '하타요가 생리학'과 연관되어 있다.

복부의 아래쪽 골반강에 간다가 있다는 것을 전제로 한다.

이를 바탕으로 숨의 에너지가 깐다로 들어가는 경로를 인지하는 것이다. 그 느낌은 수행의 정도에 따라 여러 형태로 온다.

첫 번째는 막연한 깊이감과 함께 아래로 내려가는 무형의 통로가 있는 것처럼 인지되는 것이다.

두 번째는 호흡이 아랫배로 들어오고 나가는 경로가 인지되는 것이다. 마치 공기가 통로를 따라 들어오고 나가는 듯한 느낌이다.

세 번째는 수직의 관이 있는 것처럼 이어지는 느낌으로, 공기 통로의 관이 있는 느낌이나 에너지 기둥이 있는 것 같은 느낌이 들 수 있다.

이 외에도 몇 가지 느낌들이 나타날 수 있다. 이러한 경로감은 기도 숨이 깐다에 이르는 과정에서 일어나는 내적 감각이다. 호흡 경로 집중의 수련 과정은 다음과 같다.

> ① 호흡의 들고 남에 집중
> ② 호흡의 깊이에 집중
> ③ 호흡의 경로에 집중

## (1) 호흡의 들고 남에 집중

호흡이란 '呼'와 '吸', 들이쉬고 내쉬는 작용을 말한다. 들숨과 날숨은 인체에서 일어나는 음양의 이원적 작용 중 하나이다. 들숨이 '음'이라면 날숨은 '양'이다. 생리적으로는 들숨은 산소를 인체에 공급하는 과정이고 날숨은 이산화탄소를 배출하는 과정이다. 수련자는 호흡 경로를 인지하는 첫 과정으로 들숨과 날숨에 의식을 둔다.

명상을 하는 방법 중 하나는 느끼고 알아차리는 것이다.

이 과정을 호흡에 적용하면 호흡이 일어나는 과정을 있는 그대로 느끼고 알아차리는 것이다. 호흡의 이원적 과정인 들숨과 날숨을 있는 그대로 인지하는 것이다. 수련의 초기에는 호흡을 조절하려는 의도를 최소한으로 하여 내려놓고 한다. 앞의 단계에서 실시했던 자연 호흡, 절로 일어나는 호흡을 한다. 이 과정에서 일어나는 호흡의 들고 남을 그대로 인지하는 수련을 하는 것이다.

명상을 할 때 많은 사람들이 생각이 일어나서 집중이 잘 안된다는 말을 자주 한다. 그래서 집중을 돕기 위해 호흡 시 '들이쉼, 내쉼'을 외우며 의식을 호흡에 두려는 방법을 사용하는 경우도 있다. 그러나 어느 정도 집중력이 생기면 '들이쉼, 내쉼'의 단어는 외우지 않아도 된다. 또한 '깐다 호흡명상'의 과정에서는 그냥 호흡의 들고 남에 집중하도록 한다. 언어적인 의식 작용을 덧붙일 필요가 없다.

들숨과 날숨을 인지하는 유형은 수련자의 인식과 상태에 따라 몇 가지 유형이 있다.

첫 번째, 호흡이 코 입구, 비강, 기관지를 거쳐 폐로 들어왔다가 역순으로 나가는 과정으로 인지하는 것이다. 이를 효과적으로 집중하기 위해 코끝의 공기가 닿은 지점에 먼저 집중하고 그 공기가 안으로 들어가는 과정을 인지한다.

두 번째, 호흡을 배에서 일어나는 작용으로 이해하여 배가 불러지고 당겨지는 움직임으로 들숨과 날숨을 인지한다. 이는 복부의 수축, 확장과 연관된 호흡의 수평적 움직임을 위주로 인지하는 것이다.

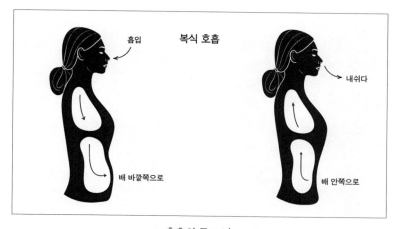

흡입    복식 호흡    내쉬다

배 바깥쪽으로    배 안쪽으로

호흡의 들고 남

세 번째, 호흡의 수직적 움직임을 따라 목에서 아랫배까지 일정한 경로를 따라 공기가 들어오고 나가는 것처럼 인식하며 바라보는 것이다. 이는 횡격막에 의한 호흡의 수직적 움직임과 연관하여 인지하는 흐름이다.

이렇게 다양한 유형의 들숨과 날숨이 생기는 것은 해당 수련법에 적합한 호흡 패턴이 있고 이와 함께 수련자의 기초 인식이 작용하기 때문이다. 수련자가 구체적인 수련 전에 먼저 가지는 인식은 수련의 안내 설계도와 같은 긍정적인 역할을 하기도 하고, 때로는 선입견으로 작용하기도 한다. 즉, 수련법 자체의 고유의 흐름과 수련자의 수련법에 대한 인식이 영향을 주며 명상의 체험이 진행되는 면이 있는 것이다. 그래서 호흡의 작용과 전체 수련의 메커니즘에 대한 이치와 원리를 잘 이해하는 것은 수련이 좋은 방향으로 진행되게 만든다. 이러한 효과를 극대화하려면 좋은 수련법을 토대로 선입견을 내려놓고 수련을 하는 것이 중요하다.

네 번째, 수련은 무심의 경지를 향해 나아가지만 처음 방향성을 정하는 인식 작용이 있다. 예를 들면 '호흡의 들과 남에 집중한다, 호흡의 경로에 집중한다, 깐다로 호흡한다' 등이다. 이러한 인식 작용에 의해 수련을 시작한다. 이 인식 작용의 목적과 방향성에 따라 수련이 진행되는 것이다. 그래서 명상 수련은 처음부터 아무런 인식 작용을 안 하는 것이 하나의 의식 작용이 일념이 되도록 하고, 나아가 그 자체가 되는 과정이라고 할 수 있다. 즉, 무심은 아무것도 없는 상태를 말하는 것이 아니라 명상의 대상과 하나가 된 것을 말한다.

이러한 수련의 목적과 방향성에 따라 호흡명상에서 호흡을 깊이 하고자 하는 사람은 호흡이 잘 되면 아랫배까지 깊이 내

려가는 것으로 인지한다. 깐다호흡을 하는 사람은 수련이 잘
될 때 아랫배의 깐다(하단전)까지 호흡이 내려가면 몸의 기운이
각성되고 에너지가 충만해진다는 느낌을 가진다. 그래서 수련
은 전혀 근거가 없이 어떤 내적 느낌 혹은 기감(氣感)이 생기는
것은 아니므로 수련 시 이치와 원리에 대한 바른 학습이 필요
하다. 그리고 이를 실질적으로 지도해 줄 수련 경험이 풍부한
스승이 필요하다.

### (2) 호흡의 깊이에 집중

호흡의 들고 남이 숙련되면 호흡의 깊이를 인지하는 과정에
들어간다. 코에서 폐, 복부로 들어오는 흐름이 안정되면 호흡
이 들어와서 나가는 순환 지점(터닝 포인트)이 어느 정도 형성되
고, 수련자는 이를 깊이감으로 인식한다. 마치 호흡이 내려가
는 바닥 지점이 있는 것처럼 인식된다.

그런데 이러한 깊이에 대한 내부 감각은 사람마다 차이가 있
다. 수련 초기에 어떤 사람은 배까지 호흡이 내려가는 느낌이
들지 않을 수 있다.

수련자에게 호흡 수련 후 깊이감을 말하라고 하면 다음과 같
은 예를 말한다.

- 호흡이 명치까지 내려갑니다.
- 호흡이 가슴에서 막혀 내려가지 않는 것 같습니다.
- 호흡이 윗배까지 내려갑니다.

- 호흡이 위장까지 내려가는 것 같습니다.

- 호흡이 배꼽까지 내려갑니다.

- 호흡의 깊이감이 아랫배까지 느껴집니다.

- 호흡의 깊이감이 골반 바닥까지 느껴집니다.

이렇게 말하는 데는 다양한 이유가 있다.

'호흡이 가슴에서 막힌 듯하며 잘 내려가지 않는다'의 경우 실제 호흡 시 공기는 폐로 들어가기 때문에 호흡이 내려가는 것에 문제가 있는 것은 아니다. 그럼에도 막힌 듯한 느낌을 가지는 것은 첫 번째, 가슴에 경직이나 긴장이 있기 때문이다. 호흡 시 가슴과 복부 근육을 사용하는데 이곳에 근육의 압통점이나 경직이 있으면 호흡 수련을 하는 과정에서 경직된 부분이 더 드러나며 인지되는 것이다.

두 번째는 가슴에서 복부로 이어지는 에너지 통로의 흐름이 좋지 않기 때문이다. 즉, 에너지 흐름이 막혀 있거나 정체되어 있기 때문이다. 이를 기체(氣滯) 혹은 울기(鬱氣)라고 한다. 기체는 기가 체하듯이 막히는 것을 말하고 울기는 기의 흐름이 정체되며 답답해지는 것을 말한다. 이것이 아나하타 차크라 근처에서 형성되거나 혹은 경혈 자리 중 단중, 거궐에서 형성되면 기운이 막힌 듯이 느껴진다. 이는 근육의 경직과도 연관이 있다. 즉, 근육이 경직되면서 혈류의 흐름이 나빠지며 기운의 흐름도 나빠지는 것이다.

다른 예로 호흡이 골반의 바닥까지 내려간다고 느껴지는 것은 이러한 수련관을 가지고 있는 요가 수련자들이 주로 하게 되는 말이다. 이는 '회음부의 물라다라 차크라가 쿤달리니의 각성이 일어나는 곳이다'라는 요가생리학적 이해를 가지며 호흡을 통해 이곳의 에너지를 각성하려는 목적을 가지고 있는 경우이다. 혹은 호흡을 할 때 골반기저근의 움직임을 활성화하려는 의도를 가지면 이렇게 느낄 수도 있다.

이렇듯 자신이 하는 수련법과 수련이 잘되는 상태에 대한 견해가 수련의 내부 감각과 기감을 형성하는 토대가 되므로 개별 수행자는 수련에 대한 바른 관을 가지는 것이 중요하다. 또한 수련을 할 때는 선입견을 내려놓고 호흡 시 있는 그대로 일어나는 변화를 인지하는 것이 중요하다.

### (3) 호흡의 경로에 집중

'호흡의 들고 남에 대한 집중'과 '호흡의 깊이에 집중'이 숙련되면 호흡이 들어오고 나가는 길과 호흡의 끝 바닥의 깊이감이 일체화되며 경로가 인지되기 시작한다. 이전에는 호흡이 긴 수직 원통 안의 공처럼 호흡의 경로를 따라 위아래로 이동하듯이 인지했다면 이제부터는 경로 전체가 통으로 인식되기도 한다. 마치 강물이 흘러갈 때 한 지점의 물이 이동하는 것으로 인지하지 않고 전체가 통으로 연속적으로 이동하는 흐름으로 보고 인지하는 것과 비슷하다.

더 나아가 호흡을 공기로 인식하기보다 프라나, 기운으로 인지하기 시작하면 호흡 경로를 에너지 기둥, 혹은 빛의 기둥과 같이 긴 원통형 파이프처럼 인식되기도 한다. 그런데 이러한 인지는 자주 일어나지 않을 수 있기에 일부러 인지를 하려 하거나 바라는 마음이 심저에 있으면 자기도 모르게 상을 짓기도 한다. 그래서 반복하여 언급하지만 수련자는 수련에 임하여서는 항상 '수련에 대한 선입견과 어떤 상태가 수련이 잘 되는 상태다'라는 인식을 내려놓고 무심하게 절로 이루어지는 수련의 흐름을 따라가는 것이 중요하다.

　또 다른 인지 형태로는 경로의 형태가 선명하지는 않은데, 무언가 터널 같은 빈 공간이 아래로 이어지는 느낌이 들 수 있다. 이는 빛이 가지는 무형적 공간성으로 인한 느낌이라고 할 수 있다. 앞의 원통형 느낌보다는 이 느낌으로 인지되는 경우가 더 많으므로 자신이 자연스럽게 인지되는 상태를 따라 수련한다.

# 깐다 호흡명상

'호흡 경로 집중'이 숙련되면 '깐다 호흡명상'으로 나아간다. 호흡의 경로 마지막 아래에 깐다가 있다고 인지하며 실시하는 호흡명상이다. 공기는 폐로 들어오는 데 복부까지 호흡 경로가 이어지는 느낌이 형성되는 것은 이미지화하여 생긴 경우도 있지만, 무언가 인체의 무형적 체계가 실제로 있다고 볼 수 있다. 그것이 깐다로 들어오는 무형적 기도 숨에 의한 에너지 경로이다. 이러한 경로가 인체에서 무형적으로 작용하고 있기 때문에 수련자는 의식의 집중력에 의해 처음에는 약간 막연하게 깐다를 인식하던 것이 점차 어렴풋하게 인식하다가 집중력이 향상될수록 보다 선명하게 인식하는 것이다. 이는 전자기기(電子器機)가 주파수를 잘 맞추어 선명하게 신호를 수신하는 것과 유사하다. 이후 수련을 거듭하며 깐다에 대한 인식도 선명해지면서 실질적인 하타요가의 호흡명상, 에너지 명상으로 들어가는 것이다.

그렇다면 깐다는 무엇이고 인체에서 어떤 역할을 하는 것일까?

하타요가프라디피카와 바시스타상히타의[12] 깐다에 대한 구절은 아래와 같다.

*H.P 3-106 쿤달리니 샥티는 하단전의 구근, 즉 깐다에 잠들어 있다. 이것은 요가 수행자에게는 해탈의 원인이 되고 어리석은 자에게는 속박의 원인이 된다. 이 여신을 아는 사람은 요가를 아는 것이다.*

*H.P 3-112 깐다는 항문으로부터 한 뼘의 높이에 있고 4 손가락의 너비이며 부드럽고 흰색이며 접은 천 같은 모양을 하고 있다.*

*V.S 2-11 깐다가 위치하는 곳은 바로 인체의 중앙(Dehamadhya)에서부터 9 손가락 폭 위에 있으며 타원형으로 4 손가락 폭의 높이와 너비를 가진다.*

*V.S 2-12 이 타원형의 깐다는 골질(骨質)의 표면으로 되어 있다. 이 깐다의 중앙을 Nābhi(centre)라 부른다. 거기에서부터 바퀴(cakra;circle)가 시작된다.*

*V.S 2-19 깐다의 중앙에 위치하는 나디를 수슘나로 부른다. 이러한 원(깐다)의 주위, 둘레에 존재하는 모든 것을 나디라고 부른다.[13]*

---

12) 하타요가프라디피카(Hatha yoga Pradipika(H.P)): 15C 스와트마라마가 하타요가의 수행법에 대해 저술한 요가 문헌
바시스타상히타(Vasiṣṭha Saṃhitā(V.S)): Revised Edition, Philosophico-Literary Research Department,KaivalyadhamaS.M.Y.M Samiti, Lonavla, 2005.(1st 1984.)

13) 박창은, 『바시슈타상히따의 요가편에서 인체구조론과 인체기능론의 연구』, 원광대학교, 2012, p15, 19

깐다는 '구근'이라는 뜻으로 인체 에너지의 중심이라고 할 수 있다. 하와 타, 음양의 에너지의 합일이 이루어지는 곳으로 새로운 에너지가 형성되는 에너지체의 중심이다. 그리고 나디의 흐름이 시작되는 곳이기도 하다.

14개의 나디의 흐름을 말할 때 아래와 같이 깐다를 출발점으로 잡기도 한다.

<sup>13)</sup>

| 명칭 | 시발점 | YD(경유점과 도달점) |
|------|--------|---------------------|
| 간다라 | 깐다 | → 이다 뒤 → 왼쪽 눈 |
| 하스띠지와 | | → 이다 앞 → 왼쪽 엄지발가락 |
| 꾸후 | | → 수슘나 옆 → 수슘나 앞 → 성기 |
| 뿌샤 | | → 삥갈라 뒤 → 오른쪽 눈 |
| 샹끼니 | | 왼쪽 귀 |
| 알람부샤 | | → 복부의 중앙에서 아래로 향함 |
| 야샤스위니 | | → 오른쪽 엄지발가락 |
| 사라스와띠 | | → 수슘나 옆 → 위쪽의 혀 |
| 빠야스위니 | | → 오른쪽 귀 |
| 바루나 | | → 야사스위니와 꾸후 사이 → 위아래 몸 전체 |

이와 같이 깐다는 하타요가의 에너지 체계에서 중심적인 위치를 차지한다. 그렇기에 깐다에 의식을 두는 호흡명상은 에너지의 합일과 각성에 중요하며 프라나야마의 출발이 된다.

---

14) 출처: 김재민(2022), Satcakranirupana의 나디 관념에 대한 일고찰, YD: Yuktabhavadeva.

4장

깐다 호흡명상

이 장에서는 깐다 호흡명상의 구체적인 수련 방법을 소개한다. 깐다 호흡명상은 누워서 하는 와식 수련 방법과 앉아서 하는 좌식 수련의 방법이 있다.

# 깐다 호흡명상 와식 수련

깐다 호흡명상 와식 수련은 세 과정으로 진행된다.

① 이완

② 회수

③ 집중

## (1) 이완

'자신의 호흡 인지하기'에서도 이완의 과정이 있었다. 이때의 이완과 깐다 호흡명상에서 이완은 다른 점이 있다. 앞의 이완은 호흡에 대한 조절도 내려놓고 실시하는 이완이라면 깐다 호흡명상에서 이완은 호흡에 기반한 이완이라고 할 수 있다. 호흡에 의식을 두며 자연스럽게 전신의 이완을 실시하는 것이다. 이를 잘하기 위한 사전 수련으로 '자신의 호흡 리듬 타기'를 했다고도 할 수 있다.

누워서 하는 깐다 호흡명상의 이완 수련에서는 사바아사나를 취한다. 아사나는 그 자체로 하나의 무드라가 되는 경우가 많다. 와식 자세에서 이완이 잘되는 자세는 바로 누운 자세에서 신체의 모든 부위가 펴지는 형태를 취하는 것이다. 손은 편 상태로 몸 옆에 편안하게 두고 발은 양옆으로 기울어진 상태가 되게 한다. 이렇게 편 상태가 됨으로써 몸의 형태와 기운의 흐름이 일치하면서 에너지가 평면과 같이 사방으로 퍼지는 상태가 된다. 이와 같이 에너지가 퍼지는 상태이므로 심신도 이완이 잘 되는 것이다. 이 자세를 토대로 호흡을 부드럽게 실시한다. 그럼으로써 인체의 중심에서 부드러운 호흡이 일어나고 전신은 불필요한 힘이 빠진 상태에서 에너지의 흐름이 퍼지면서 호흡 중심의 이완이 일어나는 것이다.

이를 체득하는 것은 호흡을 내려놓고 실시하는 이완보다 좀 더 숙련 과정이 필요하다. 호흡에 최소한의 의식을 두는 것이 익숙하지 않으면, 평소처럼 깨어 있는 상태에서 의식을 쓰는 습관을 수련 시에도 그대로 사용하여 생각이 일어나고 머리 쪽에 의식이 가며 이완이 잘 안 될 수 있다. 하지만 이러한 현상도 수련의 과정에서 일어날 수 있는 경우이기에 역으로 이를 통해 의식을 자연스럽게 쓰는 법을 체득해 간다고 할 수 있다. 이때 손의 모양은 펴진 우트비하스타 무드라를 실시한다.

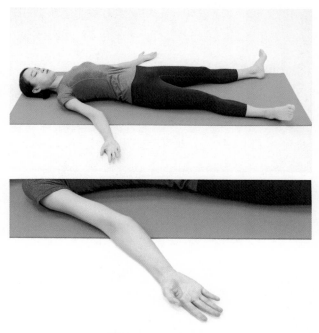

우트비하스타 무드라 누운 자세


## (2) 회수

회수는 프라티야하라를 말한다[15]. 여기서 회수는 두 가지 의미로 볼 수 있다. 하나는 의식을 자신의 내면으로 회수하는 것이고, 다른 하나는 펼쳐져 있는 에너지의 흐름이 몸의 중심 쪽

---

15) 'Pratyahara'는 아스탕가요가 8지(枝) 요가의 야마, 니야마, 아사나, 프라나야마, 프라티야하라, 다라나, 디야나, 사마디 중 5번째 단계이다.

으로 회수하는 것을 말한다. 아스탕가요가에서 안타랑가요가 (내적 요가)는 '회수-집중-명상-삼매'를 말한다. 즉, '프라티야하라-다라나-디야나-사마디'이다.[16]

이는 명상이 진행되는 과정에서 일어나는 의식의 공통적 흐름이라고 할 수 있다.

일상에서 감각 기관[17]을 통해 외부에 두었던 의식을 자신의 내부, 내면으로 회수하여 명상의 대상에 집중하고 그 흐름이 계속 이어져 초월적 의식인 삼매에 도달하는 것이다. 여기서 회수는 이 흐름이 시작하는 첫 과정이다.

이러한 네 과정이 명상에서 진행되는 의식의 상태를 말한 것이라면 하타요가의 호흡명상에서는 '의식의 변화뿐만 아니라 에너지의 변화도 함께 일어나기에 에너지의 흐름을 어떻게 조절하는가'가 매우 중요하다. 이를 통해 의식의 변화 흐름과 에너지의 변화 흐름을 일치하여 수련하면 수련의 질은 달라진다.

그래서 회수 단계에서는 '이완' 단계의 펼쳐진 에너지의 흐름을 안으로 모이는 흐름으로 만드는 것이 필요하다. 이를 위해 손등을 바닥에 놓은 상태에서 손을 세워 손바닥이 몸 중앙을 향하는 형태가 되도록 취한다. 이때 팔의 모양을 쭉 펴기보다는 약간 굽혀서 살짝 곡선이 되도록 한다. 이렇게 함으로써 몸의 에너지 흐름이 안으로 모이며 공간적인 에너지 장(場)을 형

---

16) 프라티야하라를 바히랑가요가(외적 요가)와 안타랑가요가(내적 요가)를 연결하는 교량으로 보기도 한다.

17) 시각의 눈, 청각의 귀, 후각의 코, 미각의 혀, 촉각의 피부.

하타요가의 명상

성할 수 있다. '할 수 있다'라고 표현한 것은 수련자가 어떤 이치, 어떤 목적과 방향으로 수련하는가에 따라 형성되는 에너지의 차이가 있기 때문이다. 즉, 에너지가 형성되는 것은 마음과 호흡이 손의 형태보다 더 큰 영향을 미친다는 것을 의미한다.

회수 수련 시 손 모양은 그림과 같이 아파니트 무드라(회수 무드라)를 취한다.

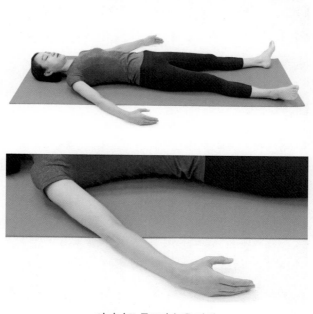

아파니트 무드라 누운 자세

## (3) 집중

회수 수련의 다음 단계는 집중이다. 이완의 펼쳐진 에너지가 회수 단계를 통해 안으로 향하는 흐름이 되었다면 집중에서는 더 좁혀지며 깐다로 모이는 형국이 된다. 인지되는 공간의 범위는 점점 작아진다. 의식의 범주를 좁혀 한곳에 안정적이면서 자연스럽게 두는 것(집중)은 쉬운 것은 아니다. 꾸준한 수련이 필요하다. 이를 위해 앞서 여러 수련 과정을 거쳐 왔다.

자연스러운 호흡을 수련하였고, 호흡의 경로를 인지하는 수련을 했으며 깐다를 중심으로 근육을 사용하는 연습도 하였다. 이와 함께 이완과 집중을 통해 의식의 밀도를 조절하는 연습을 하였으며 의식을 공간에 넓게 두거나 혹은 좁게 집중하는 연습도 한 것이다. 이 과정을 통해 의식을 비교적 자유롭게 쓰는 연습을 해 온 것이다.

깐다로 집중하기 위해 의식의 범위를 좁힌 것과 같은 맥락으로 손도 이와 같은 형태로 둔다. 다라나 무드라를 만들어 손을 배 위에 올리는 형태를 취한다. 아래 그림과 같이 손을 삼각형을 만들었다가 약간 벌리고 삼각형의 중심점이 깐다의 복부 표면에 오도록 한다. 이 자세에서 호흡을 실시한다.

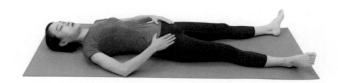

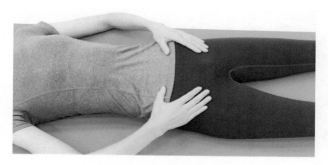

다라나 무드라 누운 자세

# 깐다 호흡명상 좌식 수련

깐다 호흡명상 좌식 수련도 와식 수련과 같이 세 과정으로 진행된다.

① 이완
② 회수
③ 집중

## (1) 이완

와식 깐다 호흡명상과 좌식 깐다 호흡명상의 이완은 본질적인 차이는 없다. 하지만 수련자가 느끼는 심신의 상태는 차이가 있다. 이러한 차이를 잘 이해하는 것은 수련자가 자신의 수련 흐름을 잘 이어 가는 토대가 된다. 이를 위해서는 먼저 와식과 좌식 자세의 차이를 알 필요가 있다. 누운 자세는 자세를 유지할 근력을 거의 사용하지 않는다. 그렇기에 힘을 주지 않고 그대로 누워 있으면 되므로 이완하기가 유리하다. 물론 이미 몸의 긴장이 어느 정도 있거나 생각이 많은 상태라면 누워 있어도 수련자는 이완이 잘 되지 않는다고 느낀다. 여기에 한 가지 더 추가되는 것은, 평소에는 의식을 외부에 두어 자신의 심신의 상태를 잘 파악하지 못하다가 누워서 아무 행위도 하지 않고 있으면 자신의 심신의 상태가 드러나면서 처음에는 불편함을 더 느끼기도 한다. 이러한 점이 있더라도 와식의 이완은 자세 자체가 가지는 장점으로 인해 심신의 편안한 이완에 도달하기 유리하다. 그래서 요가에서 이완 수련 시 사바아사나를 많이 활용하며 요가아사나의 주요한 자세로 꼽힌다.

반면 좌식의 앉은 자세는 누운 자세와 수평과 수직의 몸의 공간 구도부터 차이가 난다. 요가의 좌법 자세는 대퇴부를 옆으로 넓게 벌리고 발은 골반 혹은 회음 쪽으로 당기는 형태이다. 그리고 척추를 바로 세우는 자세를 유지한다. 이 자세는 다리와 골반이 몸을 안정적으로 받치는 구도가 되게 하며 척추를 반듯하게 하여 중력의 부담을 줄임으로써 장시간 수월하게 수련할 수 있도록 돕는다. 하지만 하체가 상체를 받치는 구도와 척추를 세우는 최소한의 힘을 지속적으로 사용해야 하므로 누운 자세만큼 힘을 빼고 있을 수 없다. 그러므로 누웠을 때와 같은 아주 편안한 이완감, 몸이 녹는 듯한 느낌이나 의식은 깨어 있는데 몸은 잠자는 듯한 느낌, 혹은 몸의 경계가 느껴지지 않으며 없어진 듯한 느낌은 잘 오지 않는다. 물론 좌식에서도 몸이 사라지는 것과 같은 의식의 상태에 도달하기도 하나 그 질이 누운 자세와 같지 않고 또한 그렇게 되려면 수련이 상당히 깊어진 이후에 가능하다.

이와 같이 앉은 자세와 누운 자세의 이완의 차이를 잘 이해하고 수련하는 것이 좋다. 예를 들면, 앉아서 수련할 때 누워서 수련했던 느낌을 찾으려 하면 몸에 힘이 들어가서 이완이 잘 안 된다고 느껴 자꾸 누워서 수련을 충실히 하고 난 뒤 그 느낌을 앉아서 연결하려는 경향을 가진다. 누운 자세의 이완은 그 자체의 특성이 있고 앉은 자세의 이완 역시 그 자체의 특성이 있는 것이다.

장기적으로는 앉은 자세의 수련이 중요하므로 앉은 자세의 이완을 잘 익히는 것이 중요하다. 왜냐하면 수련은 이완으로 끝나는 것이 아니라 이완을 토대로 회수, 집중의 단계를 거쳐 삼매의 과정으로 나아가야 하기 때문이다. 깐다 호흡명상 좌식 수련에서 이완은 좌식 수련의 첫 단추이니만큼 앉은 자세의 이완이 숙련되는 것이 중요하다.

좌식의 이완 자세는 수카아사나 혹은 자신이 편안하고 익숙한 좌법으로 실시한다. 깊은 수련을 위해서는 장시간 앉은 자세를 유지해야 하므로 파드마아사나, 싯다아사나와 같이 구조적으로 좋은 자세라 하더라도 고관절이나 무릎, 발목이 불편하여 오래 유지하기 힘들 때는 편안하고 수월한 자세로 하는 것이 좋다. 손은 우트비하스타 무드라를 취한다.

　깐다 호흡명상 좌식 수련의 이완 역시 호흡을 통한 이완이므로 앉은 자세에서 자연스러운 호흡이 일어나길 기다리고 '호흡 리듬 타기'를 통해 이완에 들어가도록 한다.

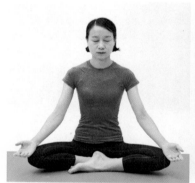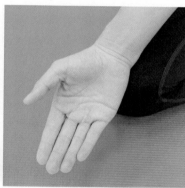

우트비하스타 무드라 앉은 자세

### (2) 회수

심신이 충분히 이완되면 회수의 단계로 들어간다. 원리와 진행 방법은 와식 수련과 같다. 손을 세우고 팔을 지나치게 펴지 않으며 앞서 하던 호흡의 리듬을 그대로 따라간다. 대개는 이때 서서히 호흡의 흐름에 변화가 온다.[18] 가끔 변화가 급격하게 오는 경우도 있어 이러한 변화에 적응되는 데 시간이 필요하기도 하다. 처음에 의식이 그 변화를 못 따라가는 경우가 있어 집중력이 떨어지기도 한다. 즉, 에너지의 변화와 인식력 사이에 유격이 생기는 것이다. 이는 반복되는 수련을 통해 자연스럽게 해소된다.

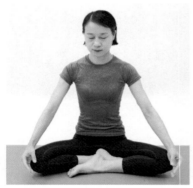 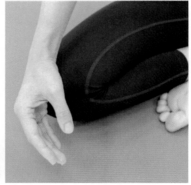

아파니트 무드라 앉은 자세

---

18) 내부 감각은 사람마다 느끼는 편차가 있고 에너지의 형성 과정 또한 차이가 있기에 기술한 대로 내부 감각을 꼭 느껴야 하는 것은 아니다. 개인마다 다양한 양상으로 일어나기에 자신의 흐름에 따라가며 수련하면 된다.

### (3) 집중

이완과 회수의 흐름이 잘 이어지면 집중의 단계로 들어간다. 수련의 흐름이 좋을 때는 회수의 시간이 짧게 걸리거나 거의 없이 집중으로 들어가기도 하니 설명하는 구체적인 각 단계는 참고로 하며, 실제 수련에서 일어나는 흐름을 잘 따라가는 것이 중요하다. 집중 수련은 누운 자세보다 앉은 자세가 유리하다. 앞서 말했던 이완의 장점과 특성이 집중에서는 서로 바뀌는 것이다. 앉은 자세에서 자세를 유지하던 최소한의 힘이 집중력의 밀도를 높이는 요소가 되는 것이다.

그리고 앉은 자세에서는 신체가 바닥에 닿는 면이 적기 때문에 집중 수련에 유리하다. 몸이 넓게 바닥에 닿으면 은연중 의식이 약간 분산되는 면이 있다. 참고로 수련이 깊어질 때 육신이 인식되지 않거나 사라지는 의식 상태에 도달하는데, 이 과정에서 앉아서 바닥에 닿은 느낌이 사라지기 어려운데 누운 자

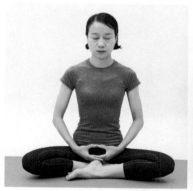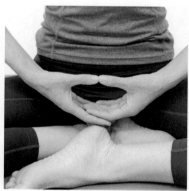

디야니 무드라 앉은 자세

세에서는 이러한 상태에 도달하는 것이 더 어려워진다. 물론 어느 자세든 깊은 몰입에 들어가면 이러한 차이는 거의 없지만, 요가명상 수련에서 좌법의 중요성을 강조하는 것에는 그만한 이유가 있다고 할 수 있다. 집중 수련 시 손 무드라는 디야니 무드라를 사용한다. 만약 다른 손 무드라가 편하고 익숙하다면 그 무드라를 사용하여도 된다.

하타요가의 명상

# 깐다 호흡 수련의 진행 과정

　호흡 수련은 일련의 진행 과정을 가진다. 앞에서 설명한 자신의 호흡 리듬 찾기와 마찬가지로 와식과 좌식의 깐다 호흡도 고유의 과정을 거친다. 이러한 진행 과정은 앞의 수련을 통해 깐다에 일정 정도 집중력이 생기는 시점부터 주로 일어난다. 여기서 수련자가 먼저 인지할 사항은 호흡 수련의 진행 과정은 사람마다 다르고, 같은 사람이라도 수련의 시기마다 느끼는 바는 차이가 있다는 것이다.

　예를 들어 이완, 회수와 집중의 과정에서 1단계인 이완은 길게 되고 2단계인 회수는 짧게 진행될 수 있다. 반면, 호흡 수련이 숙련된 후, 이완과 회수의 단계는 짧게 진행되며 바로 집중에 들어가는 흐름으로 바뀔 수도 있다.

　그리고 '깐다 인지하기'에서 호흡 통로에 대한 인식이 거의 없이 바로 깐다만 인지하는 경우도 있다. 반대로 호흡 통로와 그 끝 지점은 인지되는데 깐다가 따로 인지되지 않기도 한다.

어떤 경우는 수련은 진행되고 있는데 정작 당사자는 1~2년 동안 깐다를 인지하지 못하는 경우도 있다. 이와 같이 다양한 경우가 있기 때문에 '수련 시 이렇게 느껴야 한다'는 틀을 정해 놓고 하다 보면 자신이 생각한 느낌이 오지 않거나 의식 상태에 도달하지 않으면 수련이 잘 안 된다고 판단할 수 있다. 스스로 이렇게 여기면 실제 진행되던 수련도 답보될 수 있다. 그 자체가 하나의 심법이 되기 때문이다. 즉, 그러한 인식이 에너지의 상태와 의식의 몰입력에 영향을 준다. 그렇기에 수련자는 어떤 내부 감각을 느낄지 틀을 정하지 않고 있는 그대로 진행되는 것을 인지하고 따라가는 것이 좋다. 물론 이러한 자연스러움과 무심은 하루아침에 터득되지 않는다. 수련을 하다 보면 의도가 앞서기도 하고 부지불식간에 자신의 수련을 좋은 쪽으로 유도하려고 한다. 그렇기 때문에 공부에서 무엇보다 무심함을 강조하는 것이고 그러한 상태를 체득해 가는 과정 자체를 중요하게 여긴다. 처음부터 잘 된다면 반복해서 꾸준히 수련할 필요가 없을 것이다. 그러므로 결과보다는 과정 자체에 충실하며 수련하도록 한다.

깐다 호흡명상의 진행 과정은 대개 심신 이완의 과정에서는 부드럽고 느슨한 호흡이 이루어지고 집중의 과정에서는 가늘고 길고 깊은 호흡으로 진행되고, 더 몰입되면 공간적 호흡으로 진행된다. 이 과정에서 공간적 호흡이 계속 지속되어야 하는 것은 아니다. 위 과정을 더 깊은 몰입 상태에서 반복하기도 한다.

### (1) 부드럽고 느슨한 호흡

심신이 충분히 이완된 상태에서 일어나는 호흡은 가늘고 길고 깊은 호흡이나 지식(止息)의 호흡이 아니라 부드럽고 느슨한 호흡이 주로 일어난다. 심신이 이완된 상태와 동일한 성향의 호흡이 일어나는 것이다. 즉, 이완된 상태를 반영한 편안하고 느슨하고 부드러운 호흡이 일어나는 것이다. 이때 자신의 호흡 통로는 넓고 배의 움직임은 가늘고 길고 깊은 호흡 시보다 크게 일어난다. 호흡의 밀도도 느슨하고 여유 있는 상태이다. 호흡의 압력이 낮아야 이완이 잘 되기 때문에 호흡 통로도 크고 넓게 형성되는 것이다.

### (2) 가늘고 길고 깊은 호흡

가늘고 길고 깊은 호흡에서 '가늘고'와 '길고'와 '깊고'는 동시에 이루어지는 요소이지만 각각 독립적인 면이 있다. 예를 들어 호흡은 깊은 데에 반해 속도는 약간 빠르고 호흡 통로도 넓을 수 있다. 다른 예로 호흡은 가는 데 반해 깊이는 아직 상대적으로 얕을 수 있다. 이러한 유형의 호흡은 호흡이 숙련되기 전에 주로 나타나며 숙련되면 호흡의 깊이, 길이, 굵기가 조화를 이루고 안정이 되며 '가늘고 길고 깊고'의 전체적인 흐름이 자연스러워진다.

가늘고 길고 깊은 호흡은 의식과 에너지적인 면에서 살펴볼 때 몇 가지 의미를 가진다.

첫째, '가늘고 길고'는 의식의 집중력이 계속 이어진다는 것을 의미한다. 명상 수련에서 의식이 안으로 회수된 후 명상의 대상에 의식의 집중이 지속되는 것이 중요한데, 이러한 상태가 될 때 호흡은 주로 가늘고 길게 이어진다. 이 과정에서 주의할 점은 '길게'의 기준이 사람마다 다르다는 것이다. 호흡의 부작용 중 가장 많은 사례가 길게 하려고 하는 데서 비롯된다. 이는 길게 하는 것이 집중이 잘될 것이라는 사실을 단편적으로 인식한 데서 비롯되는 것이다. 집중력에는 '가늘고 길고' 외에 많은 요소들이 작용한다. 그리고 무엇보다 '길게'의 전제는 호흡이 편안하고 안정적이어야 한다는 것이다. 이를 위해 수련자는 실제 수련을 할 때 호흡을 길게 하겠다는 의도를 내려놓는 것이 좋다. 그 의도가 호흡 자체에 편안하게 집중하기보다 자신의 호흡 길이의 한계치에서 호흡이 계속 이루어지게 하며 이를 조절하기 위해 호흡 근육을 은근히 긴장해서 사용되게 한다. 이로 인해 에너지의 순환이 잘 안 되거나 조화롭지 못한 상태가 되어 기가 정체되거나 상기되는 현상 등을 만들 수 있다. 또한 호흡 근육에도 무리가 될 수 있다. 그렇기에 수련자는 호흡을 길게 하려는 의도를 내려놓고 '꾸준히 수련을 하다 보면 호흡은 절로 길어지겠지'라는 마음으로 호흡 그 자체에 몰입하여 수련한다.

왜냐하면 호흡의 길이도 신체적인 능력이 따라와야 자연스럽게 늘어나기 때문에 근육도 풀리고 호흡하기 좋은 자세가 되도록 시간을 가지며 수련해야 한다. 현재 자신의 상태를 고려

하타요가의 명상

치 않고 길게 실시하면 무리가 된다. 한번 형성된 바르지 못한 수련 습관은 수정하기가 쉽지 않기 때문에 처음부터 기초를 충실히 하여 수련 습관을 익히는 것이 중요하다.

둘째, '깊고'의 의미는 호흡이 깐다까지 이어짐을 말한다. 이렇게 됨으로써 의식이 안정될 뿐만 아니라 에너지가 활성화된다. '깊게'의 과정에서 깐다까지 호흡 경로가 이어진다고 인식될 때가 많은데, 이때 수련자는 호흡이 길어진다고 느껴지고, 동시에 호흡이 느려지는 과정에서 가늘어진다고 인식하게 된다. 이러한 요소가 각각 조화롭게 되어 의식의 집중과 몰입이 깊어지고 에너지 중심인 깐다가 활성화가 되며 '가늘고 길고 깊은 호흡'이 된다.

### (3) 공간적 호흡

공간적 호흡은 가늘고 길고 깊은 선(線)적인 호흡에서 입체적인 호흡으로 변화하는 과정의 호흡이다. 공간적 호흡이 일어나는 데는 몇 가지 이유가 있다.

첫 번째는 보유하는 호흡으로 인한 것이다. 요가 호흡의 중요한 용어인 쿰바카의 어원은 '단지'이다. 이는 '보유하다'는 뜻으로 해석할 수 있다. 호흡은 시간적 주기로 보면 들숨, 날숨 멈춤으로 나눌 수 있는 반면 공간적으로 보면 점적 호흡, 선적 호흡, 면적 호흡, 공간적 호흡으로 나눌 수 있다. 명상에서 점적인 호흡은 두 가지가 있다. 첫 번째는 들숨과 날숨의 과정에서 마치 공기 입자 혹은 덩어리가 들어오고 나가는 것으로 인지하는 것이다. 두 번째는 깐다를 작은 구체로 인식하고 그 지점에 의식을 집중하는 것이다.

다음 선적인 호흡은 호흡의 경로를 인지하는 것이다. 수련이 깊어져 나디(에너지 통로)의 에너지를 운기하는 것도 선적인 호흡에 해당한다. 면적인 호흡은 복부 전체가 불러지거나 횡격막의 움직임, 혹은 골반 기저의 움직임에 의식을 두는 것이다.

그러면 공간적 호흡은 어떤 호흡이며 언제 일어날까?

먼저 가늘고 길고 깊은 호흡이 더 느려지면서 선적인 느낌이 사라지고 공간적으로 느껴질 때이다. 이를 풍선을 부는 것에 비유하면 풍선에 바람이 어느 정도 차기 전에는 풍선을 불때 내쉬는 숨이 쭉 뻗어 나가는 선적인 느낌이 있지만, 어느 정도 빵빵해지면 공기가 들어가는 느낌보다 빵빵한 풍선 전체가 느껴진다. 이후 바람을 불어넣으면 숨이 들어가지 않는 듯하며 동그란 풍선 공간 안의 압력 전체를 느끼는 것과 비슷하다.

깐다를 중심으로 하복부를 하나의 풍선이라고 한다면 복강 안의 압력이 근육의 상호 작용에 의해 꽉 찬 풍선과 같이 인식될 때가 있는데, 이때 수련자는 유·무형적 숨의 공간을 인식하며 몰입된다. 이 과정이 안정적으로 이루어지면 집중과 몰입이 이어지며 고요하고 충만한 의식의 상태에 도달하게 된다.

하타요가의 명상

다음은 에너지의 합일에 의한 것이다.

앞의 보유하는 호흡의 공간적 호흡과 에너지 합일의 공간적 호흡은 완전히 분리된 것이 아니라 서로 연결되어 있다. 전자는 같은 에너지라 하더라도 유형적이고 육체적 차원에 좀 더 가까운 호흡이고, 후자는 무형적인 에너지 차원의 호흡이라고 할 수 있다. 에너지는 그 레벨만큼의 장을 가진다. 요가생리학에서 인체의 쁘라나를 다섯 가지 영역으로 나눈 것을 '판차 바유'라고 한다. 이중 가슴의 바유를 '프라나 바유'라고 하고 하복부의 바유를 '아파나 바유'라고 한다. 두 바유는 인체의 음양 장부의 축인 심장과 신장을 중심으로 형성된다. 이 하와 타, 음양의 합일이 에너지 합일의 출발점이 된다. 이 두 에너지가 합일하는 곳이 깐다이다. 두 에너지가 깐다에서 합일됨으로서 발생되는 회전력에 의해 깐다 자체의 에너지장이 형성된다. 이 에너지장을 어떻게 인식하는가에 따라 깐다의 느낌이 달라진다. 깐다라는 유형적 공간에 에너지가 점점 차는 형태로 인식되면 묵직한 덩어리 같은 느낌으로 오고, 깐다의 확장되는 에너지장 전체를 인식하면 공간적으로 인식한다.

이때 느끼는 공간은 앞서 보유하는 느낌에서 인식한 육체적 공간의 느낌은 거의 사라지고 힘의 장처럼 느낄 수도 있고, 혹은 작은 단위의 빈 우주 공간처럼 느낄 수도 있다. 여기서 몰입력이 더 깊어지면 작은 빈 공간이 넓은 우주처럼 인식되기도 한다. 이는 의식과 숨결과 깐다의 빛이 하나가 되며 개별적 육

신 차원의 자신이 사라지고 깐다의 유형적 형상도 사라지면서
하나가 된 합일감에서 오는 우아일체감이다. 이를 일컬어 '깐
다만이 존재한다' 혹은 '깐다의 본성만이 빛난다'라고 할 수 있
다. 이때에 이르면 '호흡삼매에 들기 시작한다'라고 할 수 있다.

### (4) 호흡삼매

*H.P 4-3,4* 라자요가(*Raja yoga*), 삼매(*Samadhi*), 운마니(*Unmani*),
라야(*Laya*), 마논마니(*Manonmani*), 불멸성(*Amarava*), 진실성
(*Sahaja-tattva*), 공불공(*Sunyasuna*), 지고의 경지(*Pramapada*), 무심지
(*Amanaska*), 불이(*Advaita*), 무소의(*Niralmba*), 무구(*Niranjaya*), 현생
해탈(*Jivanmukti*), 생득(*Sahaja*), 제 4의 경지(*Turiya*) 라고 하는 것은
모두 같은 의미이다.

*H.P 4-5* 소금이 물에 녹아 하나가 되어 바닷물이 된 것처럼 아트
만(*Atman*)과 마음(*Citta*)이 합하여 하나가 된 상태를 삼매라고 한다.

*H.P 4-6* 기가 움직이지 않고 마음의 움직임이 일어나지 않는 상
태가 삼매이다.

*H.P 4-7* 개인의 영혼(*Jivatma*)과 우주정신(*Paramatma*)의 양자가
균일하게 되고 합일되어 모든 상념이 멈추어진 상태를 삼매라고
한다.

*H.P 4-8* 라자요가의 위대함을 진정 아는 사람은 많지 않다. 참
다운 지혜, 해탈, 부동심 등의 성취는 오직 스승의 가르침에 의해
서 얻어진다.

하타요가의 삼매는 하타요가프라디피카에 다양한 용어로 언급되고 있다. 그리고 삼매의 정의를 '아트만과 마음이 합하여 하나가 된 상태'라고 하였다. 즉, 진아와 현상적 자신의 마음이 하나로 합일되었을 때를 말한다.

그러면 수행자는 어떻게 하면 이러한 상태에 도달할 수 있을까?

현상적 자신의 의식이 자신 안에 내재하고 있는 신성의 빛 '아트만'의 빛을 일깨워 근본자신의 빛과 가까워질 때 가능하다. 이렇게 자신 안에 있는 신성을 일깨우기 위해서는 몸속에 분화되어 있는 기운을 하나로 합일하는 과정이 수반된다. '하와 타'로 분화된 에너지를 상합함으로써 근원의 에너지에 점점 가까워진다. 프라나 바유와 아파나 바유를 합일하고, 좌우의 이다와 핑갈라의 에너지를 합일하고[19], 사하스라라 차크라와 물라다라 차크라를 하나로 연결하는 것이다. 이 과정을 통해 인체에 다양하게 분화되었던 에너지는 하나로 합일하여 상위의 프라나가 되며 아뜨만의 빛에 점점 가까운 빛이 된다. 이를 통해 자신 안에 내재된 신성의 빛이 깨어난다. 이후 수련이 더 깊어지면, 사하스라라 차크라를 통해 아트만의 빛과 이어지게 된다.

이 과정에서 인체의 기존 에너지는 점점 고차원적인 에너지

---

19) 이다: 달의 에너지, 핑갈라: 태양의 에너지

로 전환되고 더 나아가 우아일체의 경지로 나아가며 유무(有無)가 하나가 되는 경지에 들게 된다. 이때 수련자는 유형적인 자신의 에너지를 압, 흐름, 빛깔 등으로 느끼는 상태에서 무한한 우주공간으로 변화하여 기(氣)도 마음도 사라진 것과 같은 상태로 변화된다. 이때 사라졌다는 말은 없어졌다고도 할 수 있지만 이전의 낮은 차원의 유형적 기와 마음이 고차원적인 무형적 기와 마음으로 바뀌었다고 할 수 있다. 고차원적으로 된다는 것은 유와 무가 둘이 아닌 경지이기에 개별적 자신(의식)과 우주적 자신(의식)이 하나가 된 경지에 이르는 것이다. 이런 관점에서 '사라졌다는 것은 합일되었다'라고도 할 수 있다.

이러한 차원적 변화를 일으킬 수 있는 구조가 인체에 내재되어 있는데 그 구조 체계가 깐다, 차크라, 나디 등이다. 그 중 깐다는 핵심적 중심이다. 왜냐하면 자신의 심령적 에너지, 신성적 빛을 일깨울 수 있고 에너지의 본질적 변화를 만들 수 있는 출발점이기 때문이다. 이러한 체계를 통해 호흡은 에너지의 레벨 상승과 차원의 변화를 가능하게 한다. 이는 한 번의 변화로 완성되는 것이 아니라 여러 단계와 차원을 거쳐 완성된다. 그 과정에서 일차적으로 시공간적 차원이 바뀌는 것을 경험할 수 있는 상태가 쿰바카이다[20]. 즉, 프라나야마 수련으로 자신의

---

20) 여기서 말하는 차원은 수련의 내적 변화를 기준으로 한 것이다. 세상, 우주의 구성을 말할 때 차원은 광의의 개념으로 사용한 것이어서 차이가 있다.

하타요가의 명상

의식과 호흡과 깐다의 빛이 하나가 되며 숨의 공간성을 형성할 때 수련자는 진공 상태와 같은 혹은 우주 공간에 든 것 같은 무아의 경지에 들게 된다. 이것이 차원이 바뀌는 일차적인 출발이다. 이러한 때를 삼매의 시작이라고 할 수 있다.

여기서 중요한 것은 어느 단계에서 일어나는 삼매인가 하는 것이다. 삼매관은 수련문파와 단체에 따라 차이가 있다. 생각이나 번뇌가 가라앉는 정도에 따라 중간 과정의 삼매를 설정하고 마음의 작용이 완전히 사라진 것을 최종 삼매로 보기도 한다.

여기서는 수행자가 도달하는 에너지의 레벨과 차원에 따라 삼매의 수준이 다르다고 본다. 예를 들어 깐다 호흡명상을 하는 수행자가 깐다와 합일하여 깐다도 사라지고 나도 사라지고 깐다의 빛 자체만이 존재하는 경지에 이룰 수 있을 것이다. 또 다른 경우는 깐다를 시작으로 좌우의 에너지가 상합하고 상하의 에너지가 상합한 후 인체의 전체 에너지를 하나로 합일하여 삼매에 들 수 있을 것이다. 그다음으로는 아트만의 빛과 자신의 빛이 하나로 이어진 상태에서 삼매에 들 수 있을 것이다. 세 경우 모두 삼매에 도달했지만 그 경지가 같다고 할 수 없다. 셋 중에서는 아트만과 하나가 되어 합일된 삼매가 최상승의 삼매라고 할 수 있다.

그렇기에 하타요가는 '어떤 인체관을 가지고 어떤 순서로 에너지를 각성하고 상승하여 보다 높은 차원의 에너지에 도달하는가'와 '삼매'가 맞물려 이루어지는 수련이라고 할 수 있다. 그렇기에 호흡을 통한 수련, 즉 프라나야마를 통한 에너지의 상승과 확장이 핵심 수련이 되는 것이다.[21]

---

21) 프라나야마 단어를 Prana(에너지)+ayama(확장)로 보면 에너지의 확장이라고 할 수 있다.

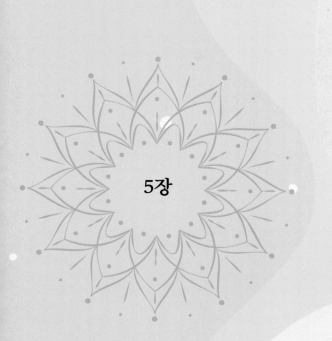

5장

무드라명상

무드라(Mudra)의 뜻은 결인, 도장이다. 무드라는 요가와 탄트라에서 여러 의미로 사용된다. 하타요가에서는 아사나와 유사한 에너지 조절을 위한 수행법을 지칭하기도 하고 호흡 시에너지를 조절하기 위한 수행 기법을 의미한다. 이와 같이 무드라는 에너지를 각성하고 조절하기 위한 기법이므로 어떤 호흡을 토대로 실시하는가에 따라 그 효과는 달라진다.

하타요가프라디피카에는 10개의 무드라가 언급되고, 게란다상히타에서는 25개가 언급된다.

이 장에서는 호흡명상 시 함께 실시할 수 있는 손 무드라, 혀무드라, 다리 무드라를 소개하고 하나의 아사나처럼 단독으로실시할 수 있는 무드라, 그리고 아사나와 함께 시리즈로 실시할 수 있는 무드라를 소개하고자 한다.

# 손 무드라

무드라 중 대중적으로 많이 사용하고 익숙한 것은 손 무드라이다. 각종 호흡이나 명상 시 함께 사용할 수 있고 실시하는 방법이 어렵지 않기 때문이다. 손은 전신의 에너지 흐름이 반영되기도 하고 역으로 손을 통해 전신의 에너지 흐름을 유도할 수 있다. 손반사요법이나 수지침 등은 전신의 에너지 흐름이 손에 반영되는 것을 응용한 요법이다. 경혈경락요법에서 손에 침을 놓거나 지압을 하는 것은 손을 자극하여 전신의 기의 흐름이나 신경을 활성화하는 방법이다. 경락상의 경혈 중 손에서 시작하는 시혈(始穴)과 반대로 손에서 끝나는 종혈(終穴)을 비롯한 여러 경혈을 활용하는 것이다. 각 손가락에는 음양오행의 기운이 배치된다. 엄지손가락에는 음금(陰金)의 기운인 폐경이 흐르고 검지에는 양금(陽金)의 기운인 대장경이 흐르고 중지에는 음화(陰火)의 기운이 심포경, 약지에는 양화(陽火)인 삼초경, 소지에는 음화(陰火)의 심경과 양화(陽火)의 소장경이 동시에 흐른다. 이렇게 손과 손가락에는 다양한 에너지의 흐름이 있다고 본다.

이와 다른 관점으로 손을 취하는 형태에 따라 형성되는 에너지의 흐름이 달라진다고 보기도 한다. 즉, 손가락마다 흐르는 에너지의 차이에 의해 변화가 발생하는 것만이 아니라, 취한 모양에 따라 다양한 에너지의 변화가 형성되는 것이다. 그렇기에 이러한 입체적인 면을 참고로 하여 손 무드라를 이해할 필요가 있다.

### (1) 친 무드라(Chin mudra)

친 무드라는 의식의 결인이다. 의식의 집중에 도움이 되는 결인이다. 거의 모든 무드라가 명상과 호흡에 도움을 주기 때문에 정도의 차이가 있지 의식의 집중에 어느 정도는 다 도움이 된다고 할 수 있다. 그런데 친 무드라는 그중에서도 의식을 집중하는 효과가 크다. 손가락의 특정한 모양으로 어떻게 이런 효과가 가능한지를 이해하기 위해서는 손의 무드라를 인체 전체와 함께 이해하는 것이 필요하다.

이는 다른 손 무드라의 이해에도 공통적으로 적용된다. 많은 손 무드라가 좌법과 함께 사용된다. 그만큼 현재 의식의 집중과 몰입상태는 좌법의 영향이 동반된다는 것을 의미한다. 좌법 시 다리의 형태, 척추의 형태, 턱의 각도, 팔의 위치와 각도는 다 의미가 있다. 손 무드라는 이와 함께 파악해야 한다. 특히 팔과 함께 파악하는 것이 중요하다. 더불어 에너지적인 면에서 손과 팔을 이해할 경우, 차크라 중 아나하타 차크라[22]와 함께 파악해야 한다. 왜냐하면 손에서 형성되는 기운은 아나하타 차크라, 팔, 손, 손가락으로 이어지며 의식과 호흡, 에너지 형성에 영향을 미치기 때문이다.

이런 관점에서 친 무드라를 취한 몸 전체를 보면 좌법을 한 상태에서 양손을 무릎 위에 올려 인체가 삼각구도가 된다. 손바닥은 위를 향하게 하고 엄지와 검지 끝을 마주 붙이고 나머지 세 손가락은 편다. 인체 전체가 삼각 구도이므로 인체의 중심은 아래쪽에 형성된다. 이에 따라 에너지는 아래에 분포가 많이 된다.[23] 이때 간다호흡을 하면 아래쪽 에너지가 더 강화되며 간다가 활성화된다. 여기서 엄지와 검지를 붙이게 되면 손가락을 펴고 있을 때보다 인체의 중심축 쪽으로 에너지가 집중된다. 나디의 경우 수슘나 나디로 집중되고 신경의 경우 뇌와 척수 쪽으로 집중된다. 세 손가락은 펴고 있으므로 어느 정도는 에너지가 펼쳐지고 가라앉는 효과를 만든다. 뒤의 다른 무드라에서 다시 설명하겠지만 에너지를 인체의 중심축으로 모으는 효과가 강해지는 무드라에는 두 가지 방법이 있는데, 첫 번째는 손끝이나 손바닥을 서로 붙이는 방법이다. 두 번째

---

22) 7개의 차크라 중 하나로 가슴 부위의 차크라이다.
23) 구도가 가지는 에너지 분포를 말한 것이고, 어떤 명상법으로 어디에 집중하는가에 따라 달라질 수 있다.

는 손가락과 손가락을 붙이는 방법이다. 이를 통해 중심축의 에너지를 활성화할 수 있다. 친 무드라는 두 번째 방법을 이용한 것이다. 전체적으로 좌법과 팔의 구도를 통해 에너지의 공간감과 아래쪽으로 안정감을 만든 뒤 손가락을 마주 붙임으로써 집중력을 향상하는 무드라이다. 그래서 기본적인 의식의 편안함과 안정감 속에 집중력, 몰입을 만들기에 친 무드라, '의식의 결인'이라고 한 것이다.

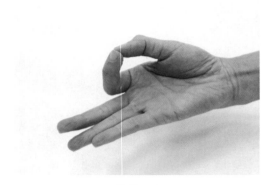

친 무드라

### (2) 갸나 무드라(Gyana mudra)

갸나 무드라는 '지혜의 결인'이다. 지혜를 밝히는 데 도움이 되는 무드라이다. 이 무드라는 친 무드라에서 손의 위아래 방향을 반대로 한 것이다. 손바닥은 에너지의 방향과 공간감을 형성하는 역할을 하는데 갸나 무드라에서 손바닥의 방향이 아래로 향하는 것은 친 무드라보다 에너지의 분포가 좀 더 아래쪽으로 형성되게 한다.

친 무드라 때 설명한 바와 같이 갸나 무드라 역시 다리, 팔, 몸의 구도가 삼각 구도이므로 몸의 아래쪽에 에너지의 중심이 형성되고 손의 갸냐 무드라를 통해 좀 더 차분하고 안정적으로 에너지가 형성된다. 이를 통해 수행자는 고요하고 편안한 가운데 좀 더 부드러운 의식의 흐름이 생긴다. 이 고요함에서 지혜가 일어난다고 할 수 있다. 이는 앞의 '정'과 '혜'에서 설명한 흐름이라고 할 수 있다[24].

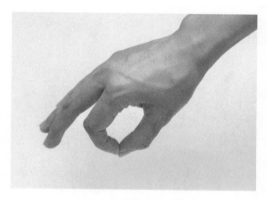

갸나 무드라

24) 14쪽 참조.

## (3) 아트만잘리 무드라(Atmanjali mudra)

아트만잘리 무드라는 '기도하는 손의 결인'이다.

두 손을 가슴 앞에서 합장하고 손바닥 사이는 약간의 공간을 둔다. 두 손을 합장하는 것은 에너지적으로 좌우가 하나로 상합되는 효과가 있다. 이를 통해 중앙의 에너지가 강화된다. 그리고 손의 위치가 가슴 앞에서 합장하기 때문에 가슴 높이에 있는 에너지센터인 아나하타 차크라의 에너지가 활성화된다. 이는 가슴 앞에서 합장했기 때문이기도 하지만 가슴과 팔, 손이 이루는 타원의 에너지장과 연관이 있다.

가슴의 에너지가 활성화된다는 것은 마음을 한곳에 모으기 좋다는 것이고 마음의 힘을 일깨우는 효과가 있다. 이러한 효과 때문에 자신의 마음을 모아 염원을 하는 기도를 할 때 손을 합장하게 되는 것이다.

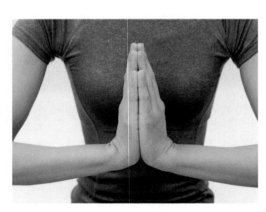

아트만잘리 무드라

하타요가의 명상

또한 아트만잘리 무드라 시 깐다호흡이 동반되면 가슴 영역의 에너지인 프라나 바유와 하복부 영역의 에너지인 아파나 바유가 연결되는 효과가 있다. 이를 통해 하부 에너지의 충만함이 가슴으로 연결되기에 마음의 힘은 더욱 강해진다.

### (4) 디야니 무드라(Dhyani mudra)

디야니 무드라는 '명상하는 손의 결인'이다.

오른손을 아래에 두고 왼손을 겹친 다음 엄지손가락을 마주 붙여 좌법을 한 다리 위에 올린다. 이 동작 역시 몸의 중앙에서 손을 붙이는데, 붙이는 방식이 독특하다. 양손의 네 손가락을 위아래로 포갠 다음 엄지손가락 끝을 마주 붙인다. 이 모양은 좌우의 기운을 상합하게 한다. 또 다른 현상으로 역동적인 에너지의 회전력이 생긴다. 회전력은 에너지의 방향성 중에[25] 가장 근원적인 방향성이라고 할 수 있다.

회전력을 향상하기 위해 양의 에너지에 해당하는 오른손은 아래에 두어 상승하는 에너지 흐름을 만들고 음의 에너지에 해당하는 왼손은 위에 두어 하강하는 에너지의 흐름을 만든다. 이 두 에너지가 서로 순환되며 회전력을 만든다. 그리고 양 손바닥과 엄지손가락의 전체 모양을 원형으로 만드는 것도 회전력을 만드는 요인이 된다. 마치 깐다를 손에 들고 있는 모양이다.

깐다의 에너지를 파악할 때 빛의 밝기, 압력 등으로 볼 수도

---

25) 상승, 하강, 확장, 수렴, 좌회전, 우회전.

있고 에너지의 방향으로도 볼 수 있다. 이때 가장 중요한 힘이 회전력이다.

디야니 무드라는 손을 하복부 앞에 두고 손의 모양은 회전력을 만드는 형태를 취함으로써 에너지와 의식을 중앙으로 모은 다음, 깐다에 집중이 잘 되게 한다. 그래서 디야니 무드라의 대표적인 효과는 기운이 아래로 내려가며 의식이 깐다에 집중하는 것이다.

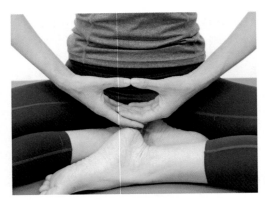

디야니 무드라

### (5) 슈니 무드라(Shuni mudra)

슈니 무드라는 '인내의 결인'이다.

슈니의 어원은 토성이다. 무드라의 방법은 엄지와 중지의 끝을 마주 붙이고 나머지 세 손가락을 편다. 중지는 오행의 기운으로 배치하면 토(土)에 해당하며 경락으로는 수궐음심포경의

하타요가의 명상

종혈(終穴)인 중충이 있는 곳이다.[26] 이 손가락을 엄지와 연결하여 호흡하면 고요함과 몰입력이 향상한다. 그리고 몸 전체를 원통처럼 감싸는 에너지의 흐름이 형성된다.

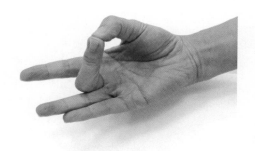

슈니 무드라

### (6) 프리트비 무드라(Prithvi mudra)

프리트비 무드라는 '지구, 땅의 결인'이다.

무드라의 방법은 엄지와 약지 끝을 마주 붙이고 나머지 세 손가락을 편다. 약지는 오행의 배치로는 금(金)에 해당하며 경락상으로 수소양삼초경의 시혈(始穴)인 관충이 있는 곳이다. 삼초는 인체를 상, 중, 하, 세 영역으로 나누어 이를 조화롭게 하

---

26) 손 무드라의 효과에 대한 이해를 높이기 위해 요가와는 다른 인체관인 경락학의 해석을 추가한다.

는 역할을 한다.

　엄지와 약지를 마주 붙이고 호흡을 하면 몸에서 밝은 에너지
가 형성되며 마음을 열어 주는 효과가 있다.

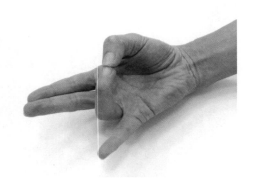

프리트비 무드라

**(7) 바루나 무드라**(Varuna mudra)

　바루나 무드라는 '물의 결인'이다.

　무드라의 방법은 엄지와 소지 끝을 마주 붙이고 나머지 세
손가락을 편다. 소지는 오행상으로 수(水)에 배치되고 경락상
으로는 수소음심경이 끝나고 수태양소장경이 시작된다. 이 무
드라는 몸을 반듯하고 꼿꼿하게 하며 집중력을 향상하는 효과
가 있다.

　지금까지의 손 무드라를 보면 엄지와 각 손가락을 하나씩 교
대로 붙이는 방식이다. 간단한 변화인 듯하지만 실제로 몸에서

일어나는 의식의 변화와 에너지의 변화는 매우 다르다. 이는 손가락의 에너지가 각각 다르기 때문이며 더불어 호흡력이 바탕이 되면서 일어나는 변화이다.

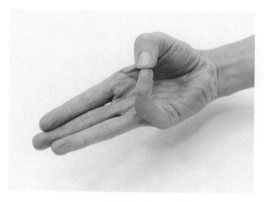

바루나 무드라

### (8) 수리야 무드라(Surya mudra)

수리야 무드라는 '태양의 결인'이다.

무드라의 방법은 엄지 아래로 약지를 넣어 손가락을 구부리고 나머지 세 손가락은 편다. 손가락이 다른 손가락의 밑으로 말려들어 가는 모양은 에너지의 변화에 있어 감겨들어 가는 효과를 만든다. 앞서 다른 손 무드라는 손가락 끝을 마주 붙였는데, 이는 좌우 혹은 상하의 에너지를 접속하고 연결하는 효과를 만든다면 한 손가락이 엄지 아래로 들어가는 흐름은 그 모양과 유사하게 말려들어 가는 흐름을 만든다. 이러한 흐름 속에서 수리야 무드라는 고요함과 안정감을 증가시킨다. 이때 만약 호흡 수련을 통해 깐다의 에너지가 충분히 각성된 상태라면 깐다가 마치 태양처럼 빛나게 된다.

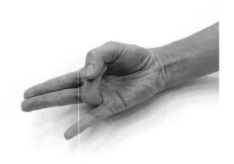

수리야 무드라

### (9) 바이라바 무드라(Bhairava mudra)

바이라바 무드라는 '무서운 결인'이다.

무드라의 방법은 손바닥을 위로 하여 한 손을 아래에 두고 다른 손을 위로 하여 서로 겹치고 엄지손가락은 편안하게 내려놓는다. 단어의 뜻은 '무서운'이지만 실제 무드라의 효과는 심신을 견고하게 안정시키고 편안하게 하여 호흡과 명상 시 깊은 몰입의 상태를 유도한다. 수행자가 수련을 하다 보면 어느 순간 자신도 모르게 이러한 동작을 취하고 있는 경우도 제법 있다.

예를 들어 디야니 무드라로 계속 수련해 왔는데 의식의 집중을 조금 더 부드럽게 하고 에너지의 밀도도 완화하는 흐름에서 자연스레 바이라바 무드라를 하게 되는 것이다.

이러한 효과는 손의 모양과도 연관이 있다. 디야니 무드라와 다른 점이 양손을 겹친 상태에서 붙이고 있던 엄지손가락을 떨어뜨렸기에 신체의 중앙으로 집중되던 힘이 다소 부드러워진다. 여기에서 둥근 원형의 양손 모양이 펼쳐진 형태가 되며 가라앉고 안정되는 효과가 난다. 팔의 각도까지 함께 보면 목과 어깨, 팔, 손이 원형이 되며 그 원형의 구도로 형성되는 에너지가 손에 안정적으로 안착되는 흐름을 만든다. 이로 인해 견고한 고요함이 형성된다.

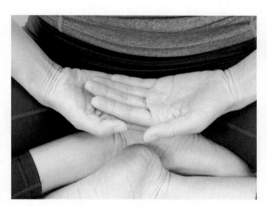

바이라바 무드라

### (10) 프라나 무드라(Prana mudra)

프라나 무드라는 '프라나(에너지)의 결인'이다.

무드라의 방법은 검지와 중지는 펴고 엄지와 약지, 소지 끝을 마주 붙인다. 혹은 엄지 아래로 약지의 첫째 마디를 넣기도 한다. 프라나 무드라는 에너지의 파워를 증가하고 특정한 에너지의 흐름을 강화한다. 또한 아사나 시 사용 가능하기도 한다. 이 무드라는 요가에서도 사용하지만 기공에서도 볼 수 있는 무드라이다.

검지는 무언가를 가리킬 때 사용하는 손가락이기도 하다. 즉, 방향성을 형성한다. 여기에 중지가 더해지면 강한 에너지의 방향성이 생긴다. 나머지 세 손가락을 모음으로써 모여지는 힘과 발산되는 힘이 균형을 이루며 파워가 증가하는 무드라라고 할 수 있다.

첫 번째 그림과 같이 앉아서 실시하기도 하지만 세 번째 그림과 같이 아사나의 진행 과정에 사용하기도 한다.

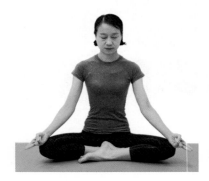

프라나 무드라 앉은 자세

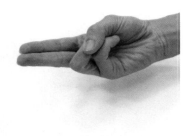

프라나 무드라

하타요가의 명상

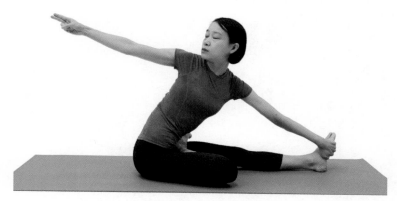

아사나 시 프라나 무드라 적용

### (11) 가네샤 무드라(Ganesha mudra)

가네샤는 장애를 없애 주는 여신이다.

무드라의 방법은 오른손을 아래에 두고 왼손을 위로 하여 손
가락을 구부려 마주 잡는다. 숨을 내쉴 때 팔꿈치를 바깥쪽으
로 밀어 준다. 이를 반복한 다음 손을 바꾸어 실시한다.

가네샤 무드라의 효과는 마음의 의지를 강화하고 이를 뒷받
침하는 과정에서 아나하타 차크라와 깐다의 에너지를 강화시
켜 심신의 장애를 없애는 데 도움이 된다.

손 모양을 보면 양 손가락을 구부려 위아래로 말아서 잡는
다. 이는 마치 태극과 같은 모양이 된다. 아나하타 차크라에서
팔로 전달된 에너지가 손에서 소용돌이치며 손의 중심으로 빨
려들 듯이 강한 에너지의 흐름이 만들어진다. 이때 양 팔꿈치

를 바깥으로 당겨 손의 결속력을 더 강화함으로써 그 효과는 증폭된다. 이 증폭된 힘을 역으로 다시 아나하타 차크라의 힘을 강화시키며 심리적으로 굳건한 의지를 일으키고 깐다의 힘을 토대로 심장을 강화한다. 마음의 의지를 강화하고 싶은 수행자에게 도움이 된다.

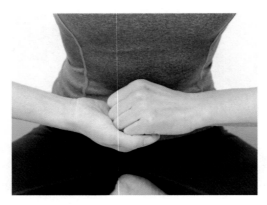

가네샤 무드라

### (12) 우트비하스타 무드라(Utvi hasta mudra)

우트비하스타 무드라는 '손 편 무드라'이다.

무드라의 방법은 양손을 편 다음 손바닥을 위로 향하게 한다. 손은 무릎 위에 올린다.

이 무드라는 손을 열고 위를 향하게 하여 공간성을 형성하는 데 도움이 된다. 집중은 대개 인식의 공간적 범위를 좁혀서 하지만 넓게 잡아서 할 수도 있다. 즉, 디야니 무드라처럼 처음부터 의식과 에너지를 모아 가듯이 하는 집중법도 있지만 이와 다르게 의식의 범위를 넓게 둔 다음, 절로 집중의 대상이 떠오르듯이 인식되도록 하는 방법도 있다. 예를 들어 어둡고 고요한 밤하늘을 보는데 그 가운데 보름달이 뜬 것과 같이 넓은 공간 속에 집중 대상이 자연스럽게 형성되는 것이다. 이러한 흐름으로 수련할 때 우트비하스타 무드라를 사용한다.

다른 경우로는 수행이 진전될 때 자신의 시공간이 열리고 확장되며, 우주와 하나가 되는 일체감이 드는 경지에 들게 된다. 이때 손이 다 열린 상태인 우트비하스타 무드라를 취하는 것이 좋다. 그럼으로써 에너지가 확장되거나 공간성을 크게 인지하는 데 도움이 된다.

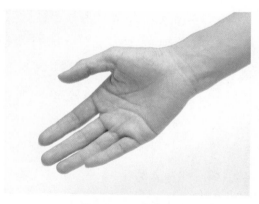

우트비하스타 무드라

# 혀 무드라

　하타요가에서는 인체의 자세, 움직임, 특정한 구도가 의미를 가진다. 하타요가의 세계관은 현실을 무상한 세계로 보는 것이 아니라 근원의 세계와 이어진 실체적 세계로 인식한다. 서로 다차원적으로 이어져 있으며 빛의 차원은 다르지만 일맥·일관한 흐름으로 이어져 있다고 본다. 이러한 맥락에서 인간의 몸 또한 무상한 것으로 보지 않고 대우주의 원리가 반영된 소우주로 보기 때문에 몸을 어떻게 사용하는가는 에너지와 의식의 변화에 중요한 영향을 미친다고 본다. 물론 이렇게 이어지는 메커니즘을 제대로 이해하려면 하타요가의 세계관과 인체관에 대한 깊은 이해가 필요하다. 즉, 인체의 에너지 체계인 깐다, 나디, 차크라뿐만 아니라 육체적 체계인 장부, 신경, 손과 발 등이 어떤 의미를 가지고 있고 상호 관계는 어떤지 아는 것이 필요하다.

호흡 수련 시 혀는 구강의 공간을 조절하는 역할을 하며 이를 통해 기도로 이어지는 호흡의 흐름을 조절한다. 이 과정에서 에너지와 의식도 함께 조절하게 된다. 구강은 아래로 목을 거쳐 가슴으로 이어지고 위로는 머리와 연결된다. 그렇기에 혀를 통한 구강의 조절은 호흡의 깊이, 길이, 굵기를 조절하는 데 직접적인 영향을 주고 이를 통해 의식의 밀도와 공간적 범위를 조절하는 데도 영향을 준다. 이 점을 반영하여 자신의 수련 흐름에 맞는 혀 무드라를 사용하도록 한다.

한편으로 수련의 흐름에 따라 몸의 각 부분을 그에 맞춰 쓰는 것이 익숙해진 수행자는 일일이 개별적인 경우를 배우지 않더라도 상당 부분은 절로 터득한다. 그런 면에서 본다면 많은 무드라 및 수행 기법들은 수련 시 반복적으로 일어나는 인체의 움직임을 체계화하여 정리한 것이라고 할 수 있다. 이와 반대 경우도 있다. 수행이 깊어져 자신의 아트만으로부터 직접 전해 받았거나 혹은 영감으로 내려받은 것들도 있다.

### (1) 나보 무드라(Nabho mudra)

*G.S. 3.7 수행자는 항상 혀를 위로 구부려 호흡한다. 이는 나보 무드라로서 수행자의 모든 질병을 몰아낸다.*

나보는 '에테르, 공간'이란 뜻으로 아카샤(akasa)와 동의어이다. 하여 나보 무드라는 '천공(天空)의 결인'으로 해석한다.
무드라의 방법은, 혀를 위로 구부려 호흡한다. 구부리는 정도에 따라 효과는 차이가 난다. 적게 구부릴 때는 혀가 약간 말리며 혀끝이 윗니의 위쪽에 붙는다. 이렇게 하면 혀 안쪽의 공간이 넓어지고 턱관절이 느슨해지면서 호흡의 통로가 커지는 효과가 있다. 이를 통해 호흡의 통로에 대한 인지가 잘 되고 복부 아래쪽으로 호흡이 시원하게 내려가는 느낌을 가진다. 혀를 조금 더 구부려 혀끝이 입천장에 가깝게 올리면 혀 안쪽의 공간과 기도로 연결되는 공간의 수직성이 강해지며 호흡의 수직적 흐름이 더 강해진다. 턱관절이 더 열리고 동시에 후두와 경추 1번 사이가 더 열리며 자세가 바로 서게 된다. 좀 더 강한 호흡의 흐름이 필요할 때는 두 번째 방법을 사용하고 수련을 흐름을 부드럽게 이어 갈 때는 앞의 방법을 사용한다. 또 다른 효과로 머리와 목, 가슴의 에너지를 이어 주는 효과가 있다. 깐다에서 형성된 에너지가 가슴을 채운 뒤 머리까지 안정적으로 이어지며 전신의 에너지가 충만해지는 효과를 가져온다. 이때 중요한 것은 깐다의 충실한 에너지가 토대가 되는 것이다.


### (2) 우트비지흐바 무드라(Utvi jihva mudra)

우트비지흐바 무드라는 '혀 편 무드라'이다.

무드라의 방법은 혀를 편 상태에서 혀의 앞면을 위의 입천장으로 부드럽게 붙이거나 가까이 두는 무드라이다. 이때 혀끝은 대개 윗니와 입천장 사이에 붙이며 구강의 공간은 다른 혀 무드라에 비해 좁은 형태가 되며 구강의 뒤 공간의 적은 부분을 사용한다. 이 무드라는 가늘고 길고 깊은 호흡을 하는 데 도움이 된다. 음료를 마실 때 작은 빨대를 쓰면 큰 빨때를 쓰는 것보다 들어오는 음료 양이 적고 가늘게 들어오는 것에 비유할 수 있다. 혀 안의 공간을 좁혀 마치 호흡이 끈처럼 이어지는 효과가 있으며, 호흡의 통로는 다른 무드라에 비해 가장 뒤쪽에 형성되는 느낌이 들면서 길어지고 깊어진다. 이는 의식의 집중이 쭉 이어지는 흐름의 수련 상태일 때 도움이 된다. 이와 같이 선적인 집중에 도움이 되는 무드라가 있고 공간적 집중에 도움이 되는 무드라가 있다. 하지만 수련 시에는 이를 다 내려놓고 임하는 것이 좋다. 수련이 진전되면 신체 형태의 영향을 적게 받을 수 있고 선과 공간의 내적 체험은 각기 분리된 것이 아니기에 다양한 양상이 전개될 수 있기 때문이다.

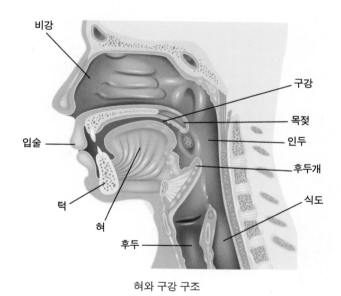

혀와 구강 구조

### (3) 무드라 응용: 입술 이완

이 방법은 입술과 이를 붙인 듯 만 듯하게 만들어 구강의 입구 쪽을 이완하는 방법이다. 이렇게 하면 입술을 비롯한 혀와 얼굴의 앞쪽, 나아가 가슴 쪽 전체가 부드러워지며 의식이 부드럽게 몰입하는 데 도움이 된다. 기운의 압력이 강해서 몸에 힘이 강하게 들어가거나 의식의 각성도가 높아 깊은 몰입력이 형성되지 않을 때 사용하면 도움이 된다.

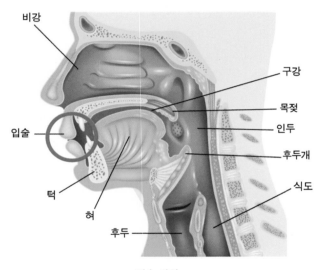

입술 이완

### (4) 기타 혀 무드라

혀를 이용한 기타 주요 무드라로는 만두키 무드라(Manduki mudra)와 케차리 무드라(Khecari Mudra)가 있다.

하타요가의 주요 무드라로 두 무드라는 혀를 안쪽으로 말아 넣는데, 만두키 무드라는 혀뿌리 쪽으로 향하게 하고 케차리 무드라는 연구개 쪽으로 향하게 하는 점이 다르다. 이 장에서는 긴 시간 명상을 실시할 수 있는 혀 무드라를 위주로 소개하므로 두 무드라에 대한 안내는 생략한다.[27]

---

27) 『하타요가의 호흡』, 북랩, 2023., 155~157쪽 참조.

# 다리 무드라

손을 취하는 모양에 따라 에너지의 흐름과 의식의 몰입도가 변화하듯이, 발과 다리의 위치와 모양에 따라 에너지와 의식의 상태도 변화한다. 요가에서 다리의 움직임은 매우 중요하다. 아사나 시 다리는 아주 다양한 움직임을 만든다. 이중 호흡과 명상을 위한 특별한 아사나들이 있는데, 이를 지칭하여 좌법이라고 한다. 아사나의 어원이 'as', '앉다'에서 비롯된 좌법인 것은 요가의 주목적인 명상 수련을 위한 자세라는 의미가 담긴 것이라고 할 수 있다.

명상과 호흡을 안정적으로 긴 시간 실시하려면 앉는 방법이 무엇보다 중요하다. 모든 자세가 일정한 에너지의 흐름을 가지는 것과 같이 좌법의 다리 모양 또한 특정한 에너지를 형성한다. 여러 좌법의 공통적인 특징 중의 하나는 대퇴는 바깥으로 향하게 하고 하퇴는 몸의 안쪽으로 향하는 것이다. 이를 통해 에너지가 바깥으로 나갔다가 돌아오는 흐름으로 일종의 원형의 흐름이 만들어진다. 양다리를 동시에 보면 좌우에서 원형의 흐름을 가짐과 동시에 두 다리의 삼각 구도를 통해 공간적 에너지장이 만들어지기도 한다. 하체에서 이렇게 형성되는 흐름은 몸을 받쳐 올리면서 전신의 이차적인 에너지 흐름을 만든다. 이렇게 좌법은 일차적인 다리의 에너지 흐름과 이차적인 전신의 에너지 흐름을 함께 보는 것이 필요하다.

이런 관점에서 좌법은 아사나이면서 동시에 무드라의 역할을 한다고 볼 수 있기에 좌법에서 형성되는 에너지와 의식의 변화를 살펴보고자 한다.

### (1) 싯다아사나(Siddhasana)

*H.P 1-36 왼발의 발꿈치를 성기의 위쪽에 대고, 오른쪽의 발꿈치를 다시 그 위에 겹쳐 놓아서 달인 자세를 해도 좋다.*

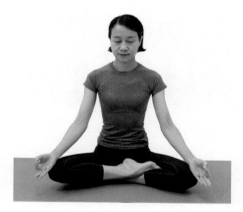

싯다아사나

싯다아사나는 달인좌이다. 싯다아사나는 발꿈치를 위아래로 서로 포개면서 무릎을 좌우로 넓게 벌린다. 골반과 양 무릎의 세 꼭짓점을 선으로 연결하면 옆으로 긴 이등변 삼각형이 된다. 몸의 구도를 살펴보면 머리와 양 무릎을 선으로 연결하면 정삼각형에 가까운 구도를 가진다. 여기에 팔을 뻗어 손을 무릎에 올려 삼각형의 구도가 완결된다. 정면에서 보는 삼각형의 구도는 아래쪽으로 인체의 중심을 안정시키는 모양이 된다. 이는 인체역학적으로도 안정이 되지만 에너지적으로도 인정이 되면서 의식 또한 안정되는 효과를 가져온다. 여기에 이러한 효과를 더 상승시키는 것은 깐다에 중심을 두는 것이다. 전체적 구도에서 중심을 어떻게 강화하는가에 따라 수련의 효과는 달라진다. 인체의 에너지 중심인 깐다에 의식을 두고 호흡을 하게 되면 싯다아사나가 가지는 구조적 장점은 극대화된다.

싯다아사나는 공간적으로 삼각 구도를 만들어 심신을 안정시키고 명상에 집중하도록 돕는다.

싯다아사나의 방법은 한 발을 회음부 쪽으로 당기고 반대쪽 발을 그 위에 올린다. 각 발의 발끝은 반대쪽 대퇴와 하퇴 사이에 넣는다. 어느 발을 아래에 두는가는 관점에 따라 차이가 있는데, 여기서는 양(陽)인 오른발을 아래에 두고 음(陰)인 왼발을 위에 두는 것을 기본으로 한다. 반대로 하는 경우도 있다.

### (2) 파드마아사나(Padmasana)

*S,S 3. 104〜106* 연화좌(*Padmasana*)는 발바닥이 위로 향하게 교차시켜 양쪽의 허벅지 깊이 올려놓고 손바닥은 위를 향해 두 무릎의 중앙에 놓는다. 시선은 코끝에 두고 혀끝은 윗니의 뿌리에 붙여둔다. 턱을 바르게 한 후 가슴을 부풀리며 되도록 천천히 기를 깊이 들이마시고 배에 가득 채운 다음 가능한 한 서서히 기를 토한다.

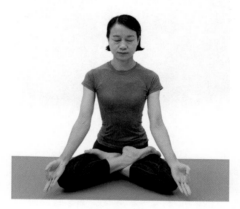

파드마아사나

파드마아사나의 뜻은 연화좌이다. 두 다리를 서로 겹쳐 허벅지에 올리는 모양으로 인해 결가부좌(結跏趺坐)라고 부르기도 한다. 이 자세의 효과도 싯다아사나와 같이 삼각 구도를 만들어 에너지의 일차적인 중심이 아래쪽에 가는 면은 비슷하지만 두 다리를 겹쳐 결을 짓는 형국을 통해 아래쪽에서 받쳐 올리는 흐름이 좋아진다.

즉, 골반과 두 무릎을 선으로 연결한 삼각형이 싯다아사나보다 폭이 좁은 삼각형이 되며 받치는 면적은 안정적인 구도가 된다. 다리를 서로 교차하면서 발바닥의 위치는 위를 보는 형국이 된다. 이러한 세 가지 요인-삼각형의 면적, 다리의 교차, 발의 방향-의 결합으로 파드마아사나는 위에서 내려오는 체중을 안정적으로 받아 주는 역할 뿐만 아니라, 아래에서 위로 받치는 흐름을 만든다. 이러한 두 흐름은 일차로 깐다에서 상합하고, 추가로 호흡력에 의해 위로 상승하는 힘을 만든다.

　유연성이 부족하거나 장시간 양다리로 결가부좌를 실시하기 어려운 경우, 아르다 파드마아사나(Ardha Padmasana), 반연화좌를 실시한다.

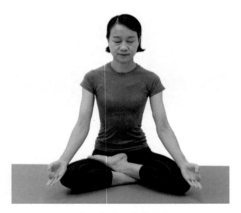

아르다 파드마아사나

### (3) 수카아사나(Sukhasana)

수카아사나는 편안한 좌법이다. 수카아사나의 방법은 두가지가 있다. 첫 번째 방법은 책상다리와 비슷한 자세를 취하는 것이다. 두 번째 방법은 오른쪽 다리를 몸 중앙에 두고 왼쪽 다리를 그 앞에 두는 자세이다.

수카아사나1은 양다리를 편안하게 교차시켜 발이 다리를 받치도록 한다. 책상다리와 비슷한 모양을 취하는데 하지의 유연성이 약한 경우에 편안하게 실시할 수 있다. 마치 파드마아사나를 풀어서 발을 다리의 아래쪽으로 둔 것과 비슷하다.

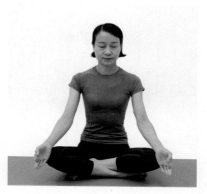

수카아사나1

수카아사나2는 수카아사나1의 자세에서 다리를 조금 더 넓게 벌리고 양 대퇴와 발이 동시에 바닥에 닿도록 한다. 마치 싯다아사나를 풀어서 발을 바닥에 놓고 편안하게 앉은 것처럼 실시한다. 장시간 호흡과 명상 수련을 할 때 유용한 자세이다. 삼

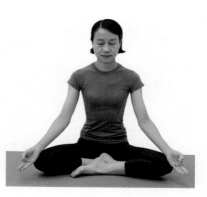

수카아사나2

각 구도는 에너지를 한쪽으로 유도하기 좋은 구도이다. 무릎을 몸의 중심에서 멀리 두고 발뒤꿈치가 몸 쪽으로 향하게 하는 것은 다리와 그 사이의 공간의 에너지가 중심인 깐다와 회음 쪽으로 들어오게 하는 흐름을 만든다. 이러한 면에서 좌법의 다리 구도는 손이나 기타 몸짓과 같이 무드라와 같은 효과를 만든다고 할 수 있다.

### (4) 바즈라아사나(Vajrasana)

*G.S 2-11 무릎을 모아 양쪽 엉덩이 사이에 발바닥이 위치하도록 앉는다. 이 자세는 요가 수행자들에게 성취를 가져다주는 바즈라사나라고 불린다.*

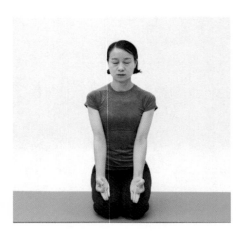

바즈라아사나

바즈라아사나는 금강좌이다. 금강석처럼 견고한 기운과 마음을 형성해 주는 자세라는 의미를 가지고 있다. 두 다리는 무릎을 굽히고 앉는다. 양 발바닥 사이에 엉덩이를 올리듯이 자세를 취한다. 허리는 반듯하게 세우고 손은 친 무드라나 자신의 수련 목적에 맞는 무드라를 취한다. 무릎을 굽히는 자세는 종교에서 기도를 할 때 많이 사용한다. 또는 반성을 할 때 취하는 자세이기도 하다. 이러한 목적으로 널리 사용되어 왔다는 것은 이 자세가 마음을 하심(下心)하게 하고 겸손하게 하여 자신을 성찰하거나 자신의 염원을 기원하는 데 도움이 되기 때문이다. 단, 무릎이 좋지 않을 때는 무리해서 실시하지 않는다.

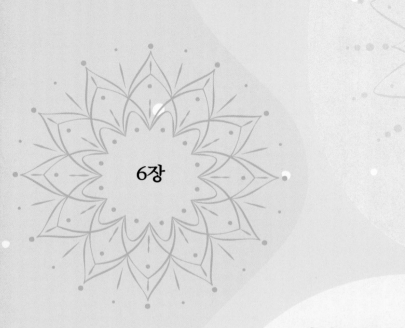

6장

아사나와 무드라
복합 시리즈

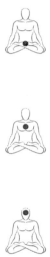

# 아사나와 무드라 복합 프로그램

하타요가의 제반 수행법은 에너지를 조절한다. 하와 타(음양)의 에너지를 각성하거나 합일하기도 하고 운기(運氣), 즉 에너지를 운행하는 흐름을 만들기도 한다. 하타요가의 주요 수행법인 아사나, 프라나야마, 무드라, 반다는 모두 이러한 목적을 실행하기 위한 구체적인 수련 지침을 가진다.

그렇기에 아사나는 근골격적인 목적으로 수행하는 것에 그치지 않고, 에너지를 조절하기 위한 목적을 동시에 가지고 있다. 이를 위해 아사나를 할 때 호흡과 함께 깐다와 차크라의 집중을 중요시한다. 이러한 성향이 강한 아사나는 무드라에 가깝다고 할 수 있다.

예를 들면 파스치모타아사나, 할라아사나, 다누라아사나 등이다. 또한 무드라는 움직임과 자세보다는 에너지의 조절에 더 중점을 두기 때문에 반다[28]와 같이 신체 일부분의 움직임을 위

---

28) 우디야나반다: 복부 수축, 잘란다라반다: 목 수축, 물라반다: 회음 수축.

주로 하는 무드라가 있다. 더 작은 신체 부위를 움직이는 무드
라로는 앞서 소개한 바와 같이 혀나 손의 작은 움직임만 실시
하는 무드라가 있다. 반면 마하 무드라나 비파리타카라니 무드
라처럼 큰 움직임을 실시하며 아사나로 보아도 무방한 무드라
도 있다. 이렇게 본다면 무드라와 아사나가 서로 교차되거나
겹쳐지는 지점이 있다. 이러한 아사나와 무드라를 연결하여 시
리즈로 동작을 실시하면 특정한 에너지의 각성과 흐름을 만들
수 있다.

하타요가의 명상

# 아사나와 무드라 복합 시리즈

아사나와 무드라 3~4개를 연결하여 복합 시리즈를 실시한다. 이를 통해 하나의 무드라가 가진 고유의 에너지의 흐름을 연결하여 실시함으로써 보다 연속적인 에너지 흐름을 만들면서 수련이 발전할 수 있도록 한다.

연결하는 시리즈에 따라 깐다 집중, 좌우 에너지 상합, 상하 에너지 상합, 마음의 의지 강화 등의 효과를 가지는 시리즈를 실시할 수 있다.

### (1) 깐다 집중 시리즈
  - 친 무드라 1
  - 친 무드라 2
  - 아트만잘리 무드라
  - 디아니 무드라

이 시리즈는 에너지의 상합과 깐다의 집중을 위한 무드라 시리즈이다.

먼저 친 무드라1을 실시한다. 친 무드라1은 손 무드라에서 소개했던 무드라로, 이 무드라를 통해 좌우의 에너지를 상합하며 의식의 집중력을 높인다. 그다음 친 무드라2를 통해 호흡 시 무형의 호흡 통로로 감겨들어 가는 흐름이 강화된다. 친 무드라2는 엄지와 검지의 끝을 마주 붙이는 것이 아니라 검지가 엄지 밑으로 들어간다. 이러한 흐름이 호흡이 안으로 감겨들어 가는 데 유리한 흐름을 만든다.

세 번째 무드라는 아트만잘리 무드라이다. 아트만잘리 무드라는 양 손바닥을 마주 붙임으로써 좌우의 에너지가 상합한다. 이때 손의 위치가 가슴 앞이므로, 특히 아나하타 차크라의 에너지가 활성화된다. 또한 합장한 손바닥 안에 약간의 공간을 만듦으로써 가슴의 에너지가 하복부의 에너지와 연결되는 효과가 생긴다. 네 번째로 디야니 무드라를 통해 앞서 이어졌던 에너지가 깐다로 집중된다.

이렇게 하여 전신이 삼각 구도로 안정되며 형성된 에너지가 몸의 중앙으로 집중되고 이후 호흡의 흐름이 강화되면서 가슴의 에너지가 하복부의 에너지로 이어져 마지막에 깐다에 집중된다.

이것이 이 시리즈의 에너지 흐름이다. 각 무드라는 1~2분 정도 실시하다가 점차 늘려 나간다.

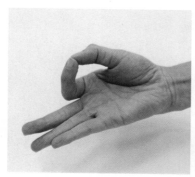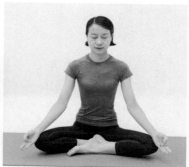

친 무드라 1

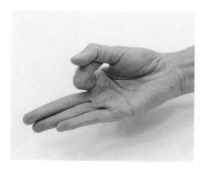

친 무드라 2

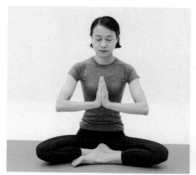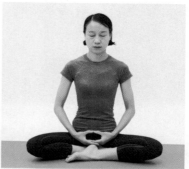

아트만잘리 무드라                   디야니 무드라

## (2) 마음의 의지 시리즈

- 가네샤 무드라
- 친 무드라1
- 우트비하스타 무드라

이 시리즈는 마음의 의지를 강화하고 충만한 심리적 에너지를 형성한다. 가네샤 무드라를 먼저 실시하여 마음의 에너지를 강화한 후, 친 무드라1을 실시하여 가슴에서 형성된 에너지가 인체 축으로 전해지며 전신에 분포된다. 이후 우트비하스타 무드라를 실시하여 깐다를 중심으로 전신을 충만하게 한다.

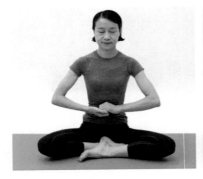
가네샤 무드라

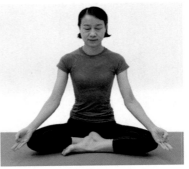
친 무드라1

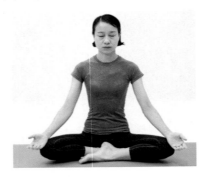
우트비하스타 무드라

하타요가의 명상

### (3) 충만과 연결 시리즈

  – 마하 무드라

  – 따다기 무드라

  – 슈니 무드라(Shuni mudra)

이 시리즈는 복부의 에너지를 충만하게 한 다음 우주의 에너지와 연결하여 전신의 에너지를 안정시키고 충실하게 한다.[29]

먼저 마하 무드라를 실시한다. 마하 무드라는 위대한 무드라이다. 한 다리는 펴고 다른 다리는 무릎을 굽혀 몸 옆에 둔다. 발꿈치는 골반의 중심부로 당긴다. 양손은 뻗은 다리의 발을 잡고 척추를 편 다음, 숨을 마시며 목 수축과 복부 수축을 실시한다.

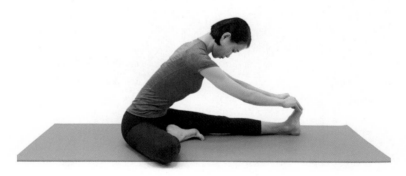

마하 무드라

---

29) 우주의 에너지와 연결한다는 것은 수련이 진전되었을 때 가능하다. 그 이전까지는 공간의 에너지와 연결한다고 할 수 있다.

다음은 타다기 무드라이다. 이는 복부를 우물처럼 만드는 무드라이다. 두 다리를 펴고 모은다. 파스치모타나아사나의 준비 동작처럼 한다. 양손으로 발을 잡고 목 수축을 하고 나서 복부를 우물처럼 당긴다. 이때 아랫배 안에 마치 동그란 구체의 깐다가 들어 있는 것처럼 수축한다.

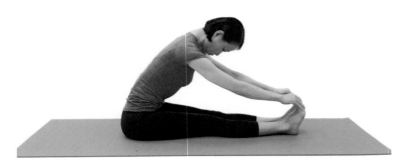

타다기 무드라

세 번째는 슈니 무드라를 실시한다. 앞의 두 무드라로 인체의 에너지를 각성하고 활성화한 다음 슈니무드라를 통해 크게는 우주의 에너지, 작게는 공간의 에너지와 연결하는 흐름을 만든다. 수련 초기부터 이렇게 연결되는 것은 아니다. 수련의 초기에는 각성된 에너지가 인체 내부에서 서로 연결된다. 이후 깐다의 에너지가 각성되고 인체의 차크라가 각성되어 연결된 후 이러한 변화가 일어난다.

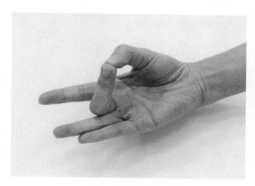

슈니 무드라

### (4) 상합과 충실 시리즈

- 받다코나아사나+아트만잘리 무드라
- 받다코나아사나 팔꿈치 몸에 붙이기
- 손 요니 무드라(Yoni mudra)

이 시리즈는 좌우와 상하의 에너지를 상합한다. 이후 하복부에 에너지를 충실하게 만든 다음 깐다로 에너지를 회수한다.

먼저 받다코나아사나의 준비 자세에서 합장을 한다. 이 자세는 손과 발을 동시에 붙이는 합장합척(合掌合蹠) 자세이다. 손과 발을 마주 붙임으로써 손만 붙이는 아트만잘리 무드라보다 더 강한 좌우의 상합이 일어난다. 이와 함께 발을 붙임으로써 인체의 상하에서 동시에 상합이 일어난다. 손의 에너지 상합은 아나하타 차크라부터 형성되고 발의 상합은 물라다라 차크라로부터 일어난다. 이 두 상합의 전체 중심은 깐다가 된다. 깐다

로부터 상하 수직으로 에너지가 연결됨으로써 합장한 받다코
나아사나는 좌우의 상합과 상하의 상합을 동시에 만들어 십자
체계를 중심으로 원형의 에너지를 형성한다.

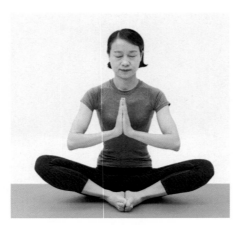

받다코나아사나+아트만잘리 무드라

다음은 팔꿈치를 몸에 붙이는 받다코나아사나를 실시한다.
받다코나아사나의 팔의 각도는 다양하게 이루어진다. 몸을 숙
였을 때 팔꿈치를 바닥 옆에 두기도 하고 손을 옆으로 뻗기도
하며 때로 손을 앞으로 뻗기도 한다. 기본자세는 팔꿈치를 몸
옆에 두는 것이다. 이 자세는 앞으로 숙이는 자세가 잘되도록
한다. 즉, 팔꿈치를 몸으로 당기는 만큼 반작용으로 앞으로 숙
이는 회전력을 강하게 만든다. 몸의 회전력, 팔꿈치의 힘, 호흡
력이 합쳐져서 간다에 대한 집중력을 만든다.

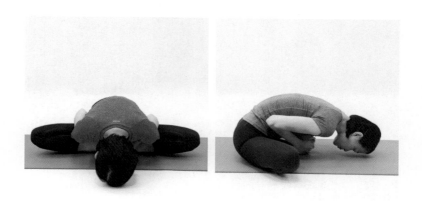

받다코나아사나(팔꿈치 몸에 붙이기)

앞의 동작에 이어 손으로 실시하는 요니 무드라를 한다. 요니는 자궁을 뜻한다. 참고로 요니 무드라의 다른 형태로 산무키 무드라가 있다. 손을 이용하여 눈, 코, 입, 귀를 가리는 무드라이다. 자궁 안에 있는 태아처럼 자신의 내면으로 들어가는 무드라라는 의미가 있다. 같은 이름을 가진 손으로 하는 요니 무드라는 손을 에너지적인 면에서 마치 자궁의 역할을 하는 것처럼 만든다. 양 손가락을 깍지 낀 상태에서 엄지와 검지의 손가락 끝을 마주 붙인다. 그런 다음 손을 다리 위에 올린다. 이를 통해 받다코나아사나에서 형성되었던 넓은 범위의 에너지가 깐다의 집중력을 더 안정시키고 회수하는 상태로 된다.

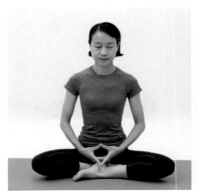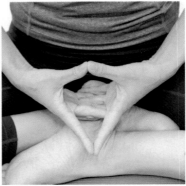

손 요니 무드라

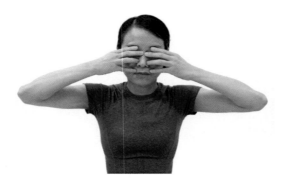

산무키 무드라

## (5) 확장과 회수 시리즈

- 비파리타카라니 무드라

- 파완묵타아사나

- 숩타 우르드바 하스타아사나

- 사바아사나

하타요가의 명상

이 시리즈는 에너지를 확장한 다음 다시 회수하는 흐름의 시리즈이다. 그런데 일반적인 확장과 다른 점은 몸을 역전한 상태에서 시작하여 에너지를 확장한 다음 다시 안정시키고 회수하는 것이다. 순환력을 높인 다음 안정시키는 흐름이다.

먼저 비파리타카라니 무드라를 실시한다. 비파리타카라니 무드라는 역전의 무드라이다. 역전 자세는 뇌에 혈액을 공급하고 깐다를 중심으로 상위 차크라를 활성화하는 효과가 있다. 이 무드라는 아사나 프로그램에서도 활용되는데, 바로 누운 자세에서 다리를 위로 올리고 몸은 45~60° 정도로 유지하고 손으로 허리를 받치는 자세이다.

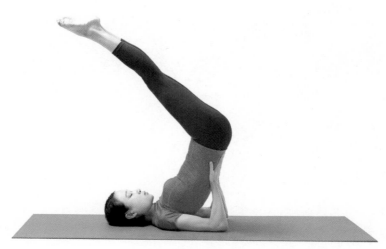

비파리타카라니 무드라

다음 동작은 파완묵타아사나이다. 이 아사나는 바람 빼기 자세라고도 한다. 이때 바람은 복부의 가스를 뺀다는 의미도 있고, 에너지를 뜻하여 에너지가 자유로워지는 아사나라는 의미도 있다. 누운 자세에서 두 다리를 모아 가슴으로 당기고 등과 목이 직선이 되도록 편다. 이후 머리를 들어 다리 가까이 가기도 한다. 힘의 중심이 깐다로 자연스럽게 모이는 동작이다. 앞에서 실시한 비파리타 카라니 무드라 시 활성화된 에너지가 원형으로 좁아지며 수렴되는 작용을 한다.

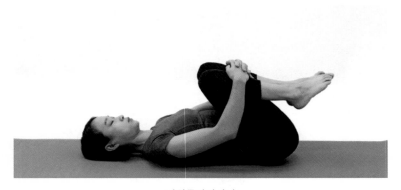

파완묵타아사나

세 번째 동작으로 숩타 우르드바 하스타아사나의 변형 자세를 실시한다. 누운 자세에서 팔을 위로 올린 자세를 한다. 양손은 깍지 끼고 엄지손가락은 마주 붙인다. 손바닥은 정수리를 향하게 한다. 원래 동작은 양팔을 수직으로 올리고 손바닥은

하타요가의 명상

편다. 이 자세는 앞에서 원형으로 수렴한 에너지를 다시 전신으로 확장하며 수직적 에너지를 활성화한다.

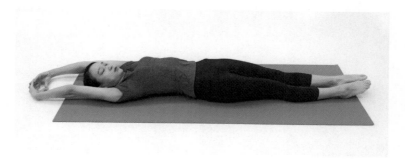

숩타 우르드바 하스타아사나

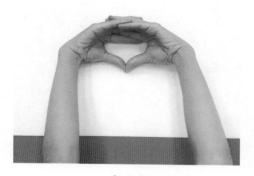

손 모양

마지막으로 사바아사나를 실시한다. 확장되었던 에너지가 안정되는 흐름이 형성된다. 파완묵타아사나가 수축하는 동작을 통해 회수되는 흐름이면, 사바아사나는 하스타우타나아사나의 확장되던 흐름을 중지하며 그대로 놓은 상태로 휴식하는 자세이다. 먼저 편안히 이완된 다음 호흡에 의하여 수렴하는 흐름이 부드럽게 일어난다.

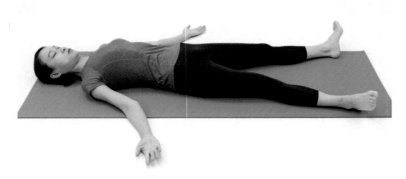

사바아사나

### (6) 견고함과 고요함 시리즈
- 바즈라아사나
- 사상카아사나
- 발라아사나

이 시리즈는 견고함과 안정감이 형성되는 시리즈이다. 상하의 에너지 순환이 일어나며 순환에 의한 고요함이 형성되고 이것이 전체 에너지의 안정과 편안함으로 이어진다.

먼저 바즈라아사나를 하고, 손은 갸나 무드라를 실시한다. 바즈라아사나는 앞서 설명한 바와 같이 견고함을 형성하고 수직적 에너지를 강화한다.

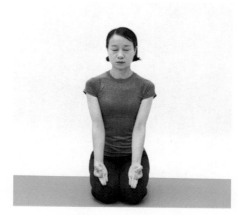

바즈라 아사나(갸나 무드라)

다음 동작으로 사샹카아사나를 실시한다. 사샹카아사나에서 손의 위치는 몇 가지 방식이 있는데, 여기서는 발목을 잡는다. 손의 위치와 모양은 무드라적인 효과를 가진다. 사샹카아사나는 몸을 동그랗게 만 형태이다. 파완묵타의 모양과는 위아래 방향이 바뀐 형태에서 몸을 만 모양이 된다. 몸을 말면 회전력과 구심력이 생기는데, 이때 발목을 잡으면 효과가 더 강해진다. 여기서 간다 호흡을 하면 옆에서 보았을 때 전신의 회전의 힘이 간다를 중심으로 이루어지는 형국이 된다.

수련자는 이러한 상태를 의도적으로 만들려고 하기보다 수련의 흐름에 의해 절로 형성되도록 한다.

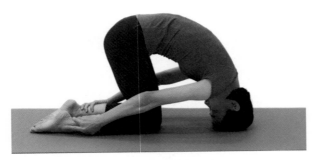

사샹카아사나(발목 잡기)

다음 동작으로 발라아사나를 한다. 발라아사나는 아기자세이다. 바즈라아사나에서 몸을 앞으로 숙이며 팔을 앞으로 뻗는다. 그리고 몸의 힘을 빼고 편안하게 휴식한다. 이 시리즈의 세 동작은 무릎을 굽힌 상태에서 이루어진다. 견고함에서 출발하여 역동적인 회전력을 만들고 마무리로 휴식을 하며 고요함에 젖어 드는 시리즈이다.

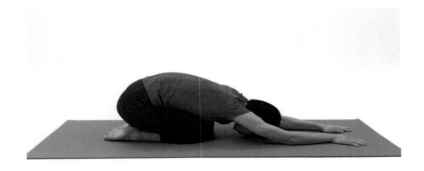

발라아사나

하타요가의 명상

### (7) 조화와 안정 시리즈

- 아난타아사나
- 마카라아사나
- 다누라아사나
- 엎드린 휴식 자세

이 시리즈는 좌우의 하와 타 에너지를 활성화하고 조화롭게 한다. 내면에 집중하게 하며 복부의 에너지를 강화한 다음 에너지를 회수하여 안정되도록 한다.

먼저 아난타아사나를 실시한다, 아난타아사나의 뜻은 영원의 아사나이다. 이 아사나는 인체 측면의 에너지를 활성화하는 효과가 있다. 옆으로 정렬해 누운 자세에서 한 손으로 발을 잡고 위로 편다. 좌측과 우측을 교대로 실시한다. 남자는 먼저 왼쪽 팔을 위로 하여 실시하고 우측을 실시하며 여자는 반대로 실시한다. 에너지의 수렴을 위해 아래쪽 다리의 발끝은 부드럽게 당긴다.

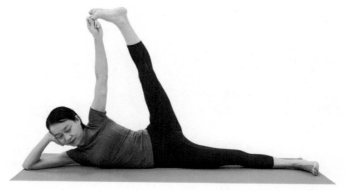

아난타아사나

아난타아사나가 어려우면 닥시나아사나를 실시한다.

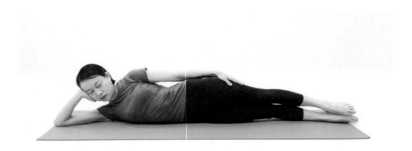

닥시나아사나

다음 동작은 마까라아사나이다. 마까라아사나는 악어 자세
이다. 이 자세는 몇 가지 유형이 있다. 여기서는 휴식 자세로서
마카라아사나를 실시한다. 양팔로 팔짱을 끼고 팔에 이마를 올
린 다음 다리는 편안하게 뻗는다. 에너지의 흐름을 더 부드럽
게 하고자 할 때는 양손을 포개어 바닥에 둔 다음 이마를 올린
다. 이를 통해 좌우로 활성화된 에너지가 조화롭게 수렴된다.

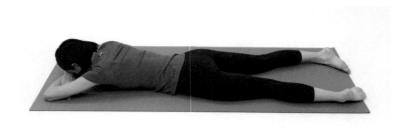

마카라아사나(팔장 낀 악어 자세)

　　　　　　　　　　　　　하타요가의 명상

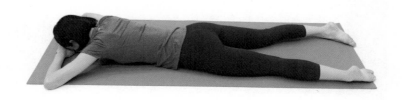

마카라아사나(손을 겹친 악어 자세)

세 번째로 다누라아사나를 실시한다. 다누라아사나는 활 자세이다. 앞의 무드라를 통해 좌우로 활성화되었던 에너지가 조화롭게 된 다음, 다누라아사나를 통해 힘 있게 만든다. 이때 깐다의 힘이 전달되며 후굴이 되도록 하여 전신의 에너지를 활성화한다. 다누라아사나 시 고개를 드는 정도는 깐다의 힘이 전체의 후굴력으로 이어지는 범위 안에서 실시한다. 대개 고개는 유연성 위주의 다누라 아사나보다 적게 든다.

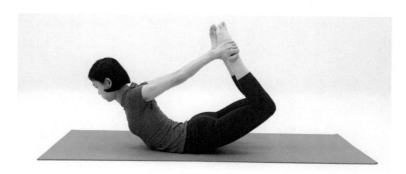

다누라아사나

마무리로 엎드린 휴식 자세를 실시한다. 한 팔을 90°로 굽혀 얼굴 옆 바닥에 둔다. 다른 쪽 팔은 아래로 내려 손이 허리 옆에 오게 한다. 다누라아사나를 통해 깐다를 중심으로 위쪽으로 활성화되었던 에너지가 바닥 쪽 아래로 가라앉으면서 안정된다.

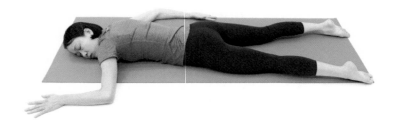

엎드린 휴식 자세

### (8) 집중과 만족 시리즈

- 할라아사나
- 우르드바무카 파스치모타나아사나
- 깐다라아사나
- 트리코나 무드라(supine position)

이 시리즈는 복부의 수축을 통해 깐다에 집중하고 그 힘으로 심신을 충만하게 만들어 주는 효과가 있다.

먼저 할라아사나를 실시한다. 할라아사나는 역전의 자세이면서 전굴 동작이다. 할라아사나는 머리와 몸의 각도에 따라 에너지의 집중도가 조금씩 달라진다. 몸이 세워지면서 발끝을 머리 위로 멀리 보내면 목의 비슈디 차크라와 아나하타 차크라의 변화가 주가 되고, 몸의 각도를 90° 이하로 하면서 손으로 발을 잡으면 깐다와 스와디스타나 차크라의 변화가 주가 된다.

손으로 발을 잡으면서 골반을 일반 할라아사나보다 뒤쪽으로 당긴다. 이 과정에서 손과 발을 잡으면서 형성되었던 원형의 에너지가 깐다 쪽으로 빨려 들어오는 형국이 된다. 앉은 자세의 전굴에서 깐다로 들어오던 것과 다른 흐름으로 깐다로 에너지가 집중된다. 쟁기 자세의 말 그대로 쟁기질로 흙을 끌어오는 것처럼 에너지를 쭉 뒤로 끌어온다.

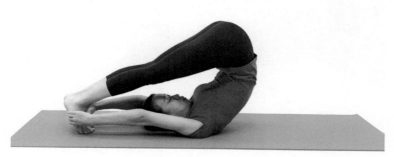

할라아사나(손으로 발 잡기)

두 번째는 우르드바무카 파스치모타나아사나를 실시한다. 역전 자세의 역동적인 에너지를 안정시키며 깐다의 중심 에너지를 강화한다. 이 동작이 어려운 사람은 5번 확장과 회수 시리즈의 파완묵타아사나를 실시하는 것으로 대체한다.

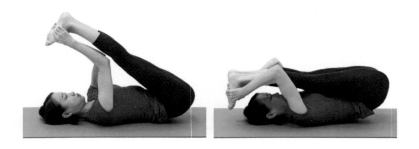

우르드바무카 파스치모타나아사나

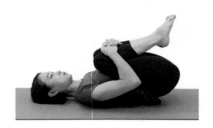

파완묵타아사나

세 번째는 칸다라아사나를 실시한다. '칸다라'는 어깨라는 뜻
이다. 어깨와 발로 바닥을 지지하며 몸을 들어 올리는 자세이
다. 이 과정에서 복부 수축을 하고 난 다음 둔근과 척추 기립근
을 사용하여 몸을 들어 올린다. 올린 몸의 각도는 대각선을 만

들 수도 있고 후굴의 형태를 취할 수도 있다. 대각선일 경우 복근과 요근, 장요근과 대둔근의 동시 수축이 이루어진다. 이 동작은 코어 근육을 강화하는 동작으로도 사용되는데, 동시 수축의 압축력이 깐다로 모이도록 실시한다. 이 힘이 안정된 후 척추의 유연성을 증진하고 에너지를 활성화하기 위해 후굴을 더 사용한다.

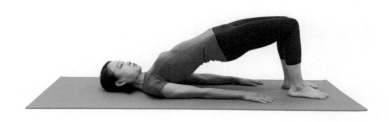

칸다라아사나

네 번째로 사바아사나에서 무릎을 굽힌 자세를 취한다. 손은 트리코나무드라를 실시한다. 사바아사나에서 다리를 굽힘으로써 에너지가 아래로 펴지는 형태가 아닌 하지 쪽의 에너지가 부드럽게 회수되는 흐름이 형성된다. 이 상태에서 손을 삼각모양을 만들어 깐다 위치의 복부 부위에 올린다. 이 자세는 하체의 에너지가 안정된 상태에서 깐다에 집중이 잘 되는 무드라이다. 이를 통해 충만한 에너지가 형성된다.

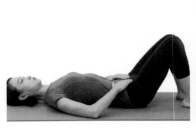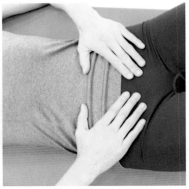

트리코나 무드라

(9) 중지(中志)와 정심(正心) 시리즈

  - 브륵샤아사나+아트만잘리 무드라

  - 프라사리타 파도타나아사나

  - 타다아사나+다라나 무드라

이 시리즈는 마음의 중지를 가지도록 한다. 에너지는 하복부의 아파나 바유와 가슴의 프라나 바유를 수직으로 연결하면서 힘의 중심은 깐다에 형성되게 한다.

먼저 브륵샤아사나를 실시한다. 이때 손은 아트만잘리 무드라를 실시한다. 브륵샤아사나는 나무 자세이다. 한 다리로 서는 자세는 집중력을 강화한다. 땅의 힘이 발로 전달되고 발의 힘이 골반 위로 올라와 깐다에 이르고 이 힘이 아나하타 차크라로 올라와 손으로 연결된다. 이후 팔을 위로 뻗는 동작을 실시할 수도 있다. 팔을 뻗음으로써 하늘과 땅과 인간의 기운이 하나로 이어진다.

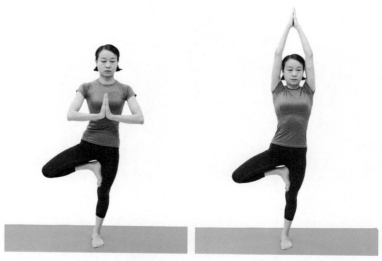

브룩샤아사나+아트만잘리 무드라      브룩샤아사나+위로 팔 뻗기

　　다음 동작은 프라사리타 파도타나아사나를 실시한다. 이 자
세는 다리를 넓게 벌리고 늘리는 자세이다. 손은 보통 바닥을
짚는데 무드라적으로 할 때는 손으로 발을 잡는다. 팔과 다리
의 에너지를 연결하고 프라나 바유의 에너지를 활성화한다.

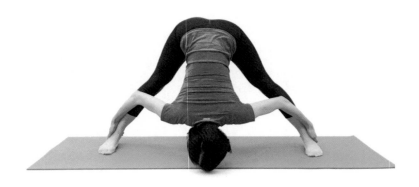

프라사리타 파도타나아사나(손으로 발목 잡기)

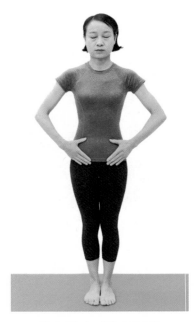

타다아사나+다라나 무드라

세 번째 동작으로 타다아사나를 취한 다음, 손은 다라나 무드라를 취한다. 타다아사나에서 골반과 복부를 정렬하면서 호흡의 중심을 깐다에 오게 한다. 손은 깐다에 더 집중이 잘 되도록 다라나 무드라를 취한다. 다라나 무드라는 집중 무드라로 누운 깐다 호흡명상에서 했던 무드라이다. 이 무드라를 선 자세에서 실시한다.

# 7장

## 아사나
## 플로우명상

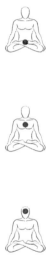

# 아사나 플로우명상이란

    아사나 플로우명상(Asana Flow Meditation)은 여러 아사나를 연결하여 흐르듯이 실시하는 동적 명상법이다. 기본적인 아사나 동작에서 출발하지만 비정형적인 움직임이 함께 하는 명상이다. 아사나 명상에 춤 명상적인 면이 가미되었다고 할 수 있다. 일반 아사나가 직선적인 움직임이 많다면 아사나 플로우명상은 동작을 연결해서 실시하기에 곡선의 움직임이 추가된다. 특히 아사나와 아사나 사이를 연결하는 흐름에서 이는 더 많이 나타난다.

# 깐다 호흡과 아사나 플로우명상

아사나 플로우명상에서 비정형적인 움직임이 일어나는 수련이 무르익으면 동작이 절로 일어나게 된다. 이렇게 되기 위해서는 깐다 호흡 수련이 일정 수준 이상 되어야 한다. 깐다 호흡의 힘이 아사나에 실리고, 동시에 에너지의 흐름이 이어지면 이 흐름이 육신의 유형적 힘으로 전환되면서 아사나의 연속적 흐름이 일어난다.

깐다 호흡 없이 아사나의 연결된 흐름이 일어나는 경우도 있으나, 이 경우 에너지가 중심 없이 순환이 되면서 때에 따라 중심력이 약하여 기운이 뜨거나 부유되는 듯한 현상이 생길 수 있다. 각 수련은 해당 수련에 맞는 과정과 절차가 있으므로 기초를 충실히 하고 응용 수련을 하는 것이 안전하다.

# 아사나 플로우명상 수련 과정

　비정형적인 움직임의 아사나 플로우명상은 수련의 경지가 오르면서 절로 일어나는 몸의 움직임을 따라가는 과정에서 이루어진다. 이렇게 되려면 많은 수련과 개인의 노력이 따라야 하기 때문에 먼저 기초적인 움직임을 익힌 상태에서 동작의 흐름을 무심하게 연결하며 실시하는 것이 좋다. 이를 위해 몇 가지 이어지는 시리즈 동작을 연습하다가 나중에는 이것도 내려놓고 실시한다. 이를 운동에 비유하면 테니스를 배울 때 포핸드, 백핸드, 서비스 동작의 폼을 반복적으로 익힌 후 게임에 들어가서는 폼의 틀을 다 내려놓고 공에 집중하여 절로 행하는 것에 비유할 수 있다. 몸의 움직임이 그간의 훈련에 의해 절로 따라 나오는 것이다.

　아사나 플로우명상은 그간 익힌 깐다 호흡에서 일어나는 에너지의 흐름과 아사나에서 익힌 움직임의 흐름이 상합하면서 일어나는 명상이다. 이러한 과정으로 가기 위해 몇가지 아사나 시리즈를 연결하여 연습하도록 한다.

# 앉은 자세 시리즈

- 수카아사나
- 자누시르사아사나
- 파스치모타나아사나
- 파리브르타 자누시르사아사나
- 에카파다 라자카포타아사나
- 발라아사나
- 부장가아사나
- 발라아사나
- 우스트라아사나
- 바즈라아사나

여기서 소개하는 아사나 시리즈는 하나의 예시이므로 '이대로 해야 한다'는 마음보다는 몰입하여 흐름을 이어가는 것을 익히는 마음으로 실시한다. 흐름에 따라 동작 하나를 건너뛰기도 하고 때로 한 동작 안에서 다양한 변화를 실시하기도 한다.


### (1) 수카아사나

수카아사나로 앉아 심신을 안정시킨 다음, 호흡과 에너지의 흐름을 타며 동작을 실시할 준비를 한다. 호흡력이 무형의 에너지로 발전하고 유형의 힘으로 이어지는 흐름을 만든다.

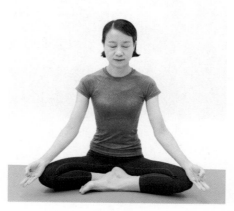

수카아사나


### (2) 자누시르사아사나

자누시르사아사나를 한다. 수카아사나에서 호흡의 흐름을 타며 한 다리를 천천히 펴고 손은 양손을 겹쳐 무릎 위에 올린 다음, 발쪽으로 미끄러지듯이 나아가며 몸을 앞으로 숙인다. 혹은 이 흐름이 익숙해지면 양손과 팔을 호흡력에 의해 떠오르듯이 올리고 난 뒤, 하강하는 힘을 타며 앞으로 숙인다. 손은 발끝을 잡거나 발바닥을 잡는다. 이는 수련 당시의 흐름을 따라 실시한다. 각기 장점이 있고 동작의 흐름이 있기에 일어나는 대로 실시한다. 내려간 상태에서는 호흡의 리듬을 타며 그대로 잠시 있거나 바로 다음 동작으로 연결하여 진행한다. 잠시 있을 경우에는 일반 아사나를 할 때처럼 스트레칭으로 늘린다기보다는 들숨에 생기는 부력을 따라 몸을 움직이고 날숨에 생기는 근육이 늘어나는 힘을 따라 몸을 움직인다. 이때 실제로 부력이 생기는 것은 아니고 들숨과 함께 복부 수축을 사용하게 되면 척추가 길어지는 효과와 함께 흉곽이 확장되면서 몸이 길어지고 팽창되는 느낌이 부력처럼 느껴진다. 역으로 내쉴 때는 수축하면서 하강하는 흐름에서 늘어나는 힘이 강화된다.

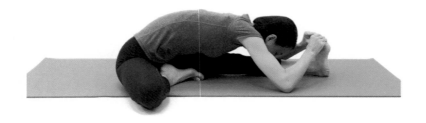

자누시르사아사나

하타요가의 명상

### (3) 파스치모타나아사나

다음은 파스치모타나아사나를 한다. 여기서는 수련의 흐름에 따라 파스치모타나아사나를 하는 것이 자연스러울 때도 있고 다음 순서인 파리브르타 자누시르사아사나로 이어지는 것이 자연스러울 때도 있으니 자신의 당일 수련의 흐름을 따라간다. 자누시르사아사나에서 접었던 한 다리가 자연스럽게 펴지며 양손을 호흡과 함께 공중으로 떠오르듯이 올리고 내쉬며 몸이 앞으로 길어지듯이 늘어나며 숙인다. 어떨 때는 몸이 말리듯이 숙여지기도 한다.

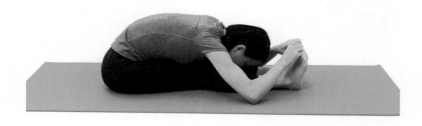

파스치모타나아사나

### (4) 파리브르타 자누시르사아사나

다음은 파리브르타 자누시르사아사나를 실시한다. 파리브르타 자누시르사아사나의 완성 자세는 측굴 자세이지만 행하는 과정은 나선형 회전 자세이다. 하여 파스치모타나아사나에서 한 다리를 접으며 뒤로 보낸 뒤 몸을 회전하면서 측면으로 기울이는 자세를 실시한다. 깐다에서 수직축을 따라 올라오는 힘을 상승하는 회전인 나선형 회전으로 움직이며 측면으로 기울인다. 자신의 유연성에 맞게 실시하며, 동작의 중간 과정까지 실시할 수도 있다.

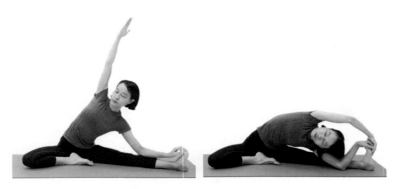

파리브르타 자누시르사아사나

### (5) 에카파다 라자카포타아사나

에카파다 라자카포타아사나는 한 다리 비둘기 자세이다. 이 자세는 파리브르타 자누시르사아사나에서 몸의 방향을 굽힌 다리 쪽으로 회전하며 옆으로 펼쳐진 다리의 발뒤꿈치가 위로 가도록 방향을 바꾼다. 양손은 바닥을 짚고 몸을 세운다. 호흡의 상승하는 흐름을 타며 몸을 세운다. 에카파다 라자카포타아사나의 완성 자세를 하지 않고 쉬운 응용 자세를 한다.

하타요가의 명상

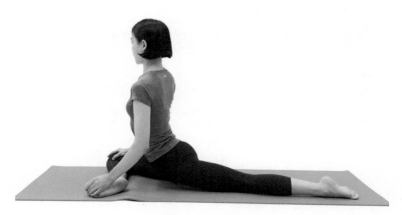

에카파다 라자카포타아사나

## (6) 발라아사나

발라아사나는 아기 자세이다. 에카파다 라자카포타아사나에서 몸 앞에 두었던 다리를 뒤로 보내고 체중을 뒤로 옮기며 팔을 뻗은 발라아사나를 실시한다.

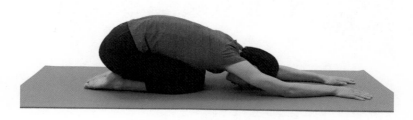

발라아사나

### (7) 부장가아사나

부장가아사나는 뱀 자세이다. 발라아사나에서 기어가는 자세를 취한 다음 몸이 내려가는 형태로 부장가아사나를 실시한다. 움직이는 과정은 플랭크 자세의 단다아사나에서 우르드바무카 스와나아사나로 이어지는 것처럼 실시한다.

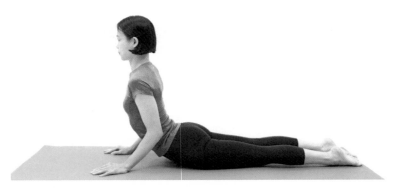

부장가아사나

### (8) 발라아사나

다시 발라아사나로 돌아와서 후굴의 긴장을 없애고 몸과 호흡을 가다듬는다.

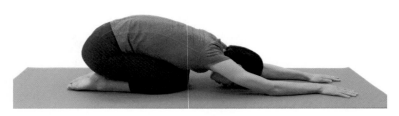

발라아사나

하타요가의 명상

### (9) 우스트라아사나

우스트라아사나는 낙타 자세이다. 발라아사나에서 일어나 무릎으로 자세를 유지하며 상승의 흐름을 만든다. 이 힘을 타고 복부와 요부의 동시 수축을 통해 상승하는 힘을 만든다. 이때 팔을 위로 올리며 회전력을 이용하여 뒤로 전신 후굴을 실시하기도 한다. 손으로 발을 잡는 완성 자세가 아니라 팔을 위로 뻗거나 혹은 이 동작이 힘들면 팔을 아래로 내리는 자세를 취한다. 팔을 올릴 때는 마치 하스타우타나아사나처럼 실시하며 후굴의 범위는 줄인다.

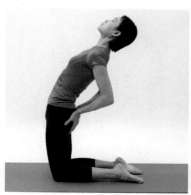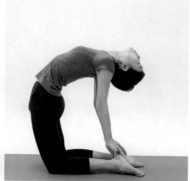

우스트라아사나

## (10) 바즈라아사나

　바즈라아사나는 금강좌이다. 무릎으로 지탱하고 있던 낙타 자세에서 그대로 자리에 앉으며 금강좌를 실시한다. 이를 통해 에너지를 깐다로 회수하며 아사나 플로우명상 앉은 자세 시리즈를 마무리한다. 허리에 긴장이 있을 때는 발라아사나를 하고 바즈라아사나를 실시한다.

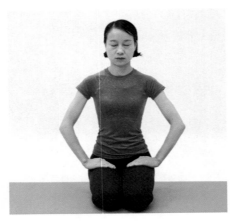

바즈라아사나

　　　　　　　　　　　　　하타요가의 명상

# 선 자세 시리즈

- 타다아사나
- 탈라아사나
- 하스타우타나아사나
- 우타나아사나
- 안자니아사나
- 카티 차크라아사나
- 탈라아사나
- 타다아사나

아사나 플로우명상은 앉은 자세에서 하는 게 처음에는 수월하다. 누운 자세에 비해서 깐다에 집중이 잘 되고 선 자세보다는 힘을 적게 사용하며 움직일 수 있기 때문이다. 선 자세에서는 균형을 위한 의식 분배도 있기에 몰입에 의한 흐름을 타려면 수련이 좀 더 숙련되어야 한다.

### (1) 타다아사나

타다아사나는 산 자세이다. 이 자
세는 선 자세의 기준 자세이기도 하
며, 아사나와 아사나 사이의 휴식
자세가 되기도 한다. 선 자세에서
아사나의 흐름을 탈 수 있는 준비를
한다. 준비에서 가장 중요한 것은
깐다에 의식을 두며 호흡하는 것이
다. 다음으로 아사나 플로우명상의
뜻을 일으키면 뜻이 에너지화되고
그것이 유형의 힘이 되어 몸을 움직
이는 흐름으로 나아간다.

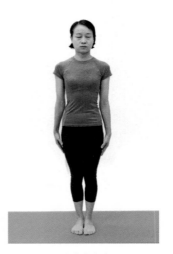

타다아사나

### (2) 탈라아사나

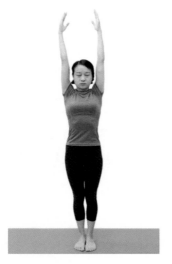

탈라아사나

탈라아사나는 야자나무 자세이
다. 타다아사나에서 상승하는 호흡
의 흐름을 따라 팔을 위로 올린다.
팔을 위로 올릴 때 안정감을 유지
하는 것은 깐다의 힘이 있기 때문
이다. 타다아사나에서 호흡을 아래
로 내렸던 힘의 반작용으로 일어나
는 확장력을 이용하면 팔이 떠오르
듯이 들어 올려진다.

하타요가의 명상

### (3) 하스타우타나아사나

하스타우타나아사나는 팔을 뻗
은 자세이다. 탈라아사나가 팔을
수직으로 뻗은 상태라면 하스타우
타나아사나는 뻗은 상태에서 전신
을 후굴하는 자세이다. 탈라아사나
에서 하스타우타나아사나를 2단계
로 진행할 수도 있고, 팔을 올리는
흐름을 이어서 탈라아사나는 지나
가듯이 1단계로 실시하기도 한다.

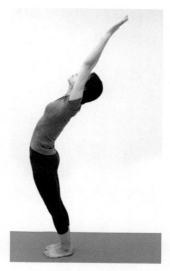

하스타우타나아사나

### (4) 우타나아사나

우타나아사나는 아래로 몸을 쭉
뻗은 자세이다. 하스타우타나아사
나에서 우타나아사나로 연결은 수
리야 나마스카라에서 익숙해져 있
는 흐름이다. 하스타우타나아사나
의 상승된 흐름을 하강의 흐름으로
연결한다. 양이 극에 이르면 음으
로 전환이 일어나듯, 상승된 흐름
이 자연스럽게 하강의 흐름으로 이
어지도록 한다.

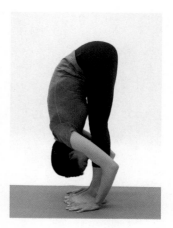

우타나아사나

이 흐름을 인체의 옆면에서 보면 깐다를 중심으로 반원으로 그리는 움직임이 일어난다.

### (5) 안자니아사나

안자니아사나에서 안자니는 신의 이름이다. 우타나아사나에서 몸을 말아서 일어난다. 일어나는 흐름을 팔로 연결하며 옆으로 펼친다. 양손이 에너지의 흐름을 그대로 타면서 한 손은 측면의 위로, 반대 손은 측면의 아래로 내린다. 양팔이 동시에 원호를 그리며 몸을 측면으로 기울인다. 몸을 세우면서 팔을 다시 수

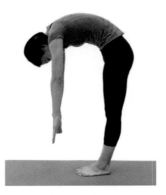

말아서 일어나기

평 상태로 돌아온 다음 반대쪽도 같은 방법으로 실시한다.

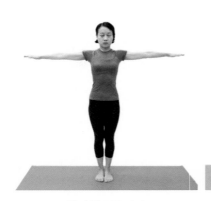

팔 수평으로 펴기

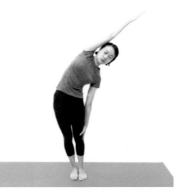

안자니아사나

### (6) 카티 차크라아사나

카티 차크라아사나는 허리를 회전하는 자세이다. 앞서 실시했던 안자니아사나를 마무리하며 팔을 수평으로 올린 상태로 돌아온 다음 실시한다. 이 자세에서 한 팔은 편 상태를 유지하고 다른 한 팔은 손을 반대쪽 가슴으로 이동하면서 몸을 회전한다. 부드럽게 자세를 연결한다. 반

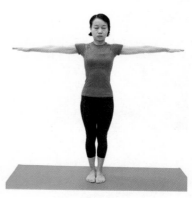

팔 수평으로 펴기

대쪽으로 회전할 때는 접었던 팔은 펴고 편 팔은 접으면서 반대쪽으로 회전한다.

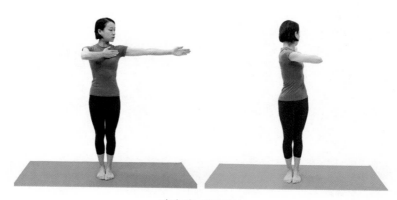

카티 차크라아사나

### (7) 탈라아사나

탈라아사나는 앞에서 실시한 자세이다. 전 단계의 카티 차
크라에서 돌아올 때 양손을 앞으로 나란히 하듯이 정렬한 다음
양팔을 수직으로 올린다. 이를 통해 가운데로 동작과 에너지를
정리한 다음 호흡으로 상승하는 흐름을 만들어 위로 올린다.

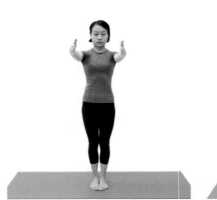
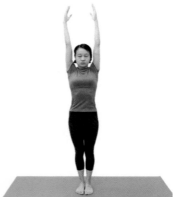

앞으로 나란히 하기　　　　　　　　　탈라아사나

(8) 타다아사나

탈라아사나에서 위로 올린 팔을 옆으로 원을 그리며 내린다.
이 과정에서 호흡과 에너지를 깐다로 회수하며 수렴한다.

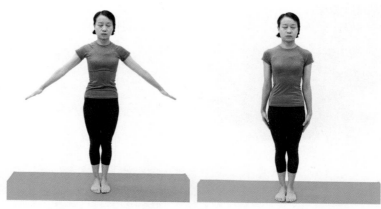

팔로 원을 그리며 내리기            타다아사나

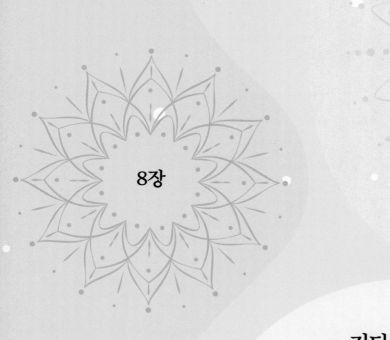

8장

기타 명상

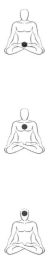

# 호흡 기반 걷기명상

걷기명상에는 몇 가지 방법이 있다. 그중 많이 시행되는 것이 마음챙김명상에 기반한 것이다. 걷고 있는 현재 자신의 상태에 주의와 자각이 이루어지도록 하는 것이다.

이와 달리 호흡 기반 걷기 명상은 의식 집중의 기본을 호흡에 두고 일부를 나누어 걷는 행위에 둔다. 예를 들면 호흡에 50%, 걷는 행위에 50%를 두며 걷는 것이다. 걷기명상은 동적인 명상이기 때문에 호흡에 의식이 더 적게 갈 수도 있다. 이때, 집중의 기본을 호흡에 둔다는 것은 '호흡으로 인해 형성되는 인체 중심의 힘을 전신으로 펼쳐서 걷는 힘으로 사용한다'는 의미도 들어 있다.

### (1) 걷기명상의 진행 과정

걷기명상의 수련 과정은 앞서 설명한 호흡명상의 과정을 걷기에 적용하며 진행된다.

– 들숨과 날숨을 인지하기

– 깊은 호흡하기

– 호흡 통로 열기

– 깐다 인식하기

– 깐다호흡하며 걷기

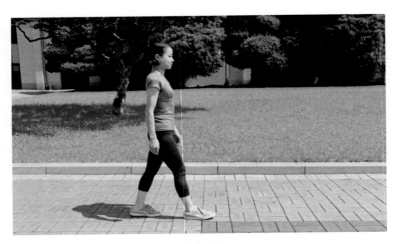

걷기명상

위의 과정을 거치며 걷는 것이다.

'깊은 호흡하기'와 '호흡 통로 열기'에 대한 인지는 사람에 따라 순서가 바뀔 수도 있다. 자신의 흐름에 맞게 따라가며 실시한다.

## (2) 걷기명상 시의 변화

첫째, 호흡 기반 걷기명상을 하면 차분하고 안정적으로 걷게 된다. 걷기는 유산소 운동이다. 말 그대로 산소를 공급하여 에너지를 생산하는 것이다. 이때 안정적인 호흡을 반복하면 운동하기가 수월해진다. 호흡은 바라보거나 집중하는 자체로 안정이 되기에 이 과정에서 차분하게 걷게 된다. 육체의 이러한 안정감은 심리적으로도 안정감을 준다.

둘째, 깊은 호흡 시 형성되는 호흡 통로를 따라 자세가 반듯해지며 걷게 된다. 걸을수록 호흡력이 강화되고, 강화되는 만큼 반작용으로 척추가 바로 선다. 그래서 자세를 반듯하게 교정하는 호흡걷기명상이 된다.

셋째, 걷기명상 시 깐다 호흡을 하면, 걸으면 걸을수록 점점 에너지가 충만해진다. 산소 공급이 원활하고 호흡 통로를 따라 에너지가 활성화되고 중심의 힘이 강화되면서 걷는 행위가 지치는 것이 아니라 오히려 힘이 나게 된다.

호흡 통로가 잘 형성되며 걸을 때는 옆에서 보면 척추의 과한 전만이나 후만이 거의 없이 걷게 되어 인체의 전면 근육과 후면 근육의 균형이 이루어지므로 근육의 피로가 덜하게 된다. 이를 통해 보행 시 바른 걸음이 형성된다.

# 비음명상(나다누산다나)

## (1) 비음명상(나다누산다나)

나다누산다나(Nadanusandhana)는 '내면의 소리 배양'이란 뜻으로, 비음(신비한 소리)명상으로 해석한다. 비음명상이 처음 언급된 문헌은 불멸의 성취(AmartaSiddhi: 11세기)이다. 이 문헌에서는 비음명상에 대한 구체적인 설명 없이 요가 수행의 단계를 설명하며 비음명상을 언급한다. 하타요가의 기법을 기의 조절법, 정의 조절법, 비음명상 3가지로 설명한다. 비음명상에 대한 구체적인 설명은 하타요가프라디피카에 등장한다. 비음명상의 목표는 다양하고 미세한 비음을 듣는 것이 아니라 비음마저 소멸시키는 것이고, 최종에는 비음이 소멸될 때 비음에 묶인 마음도 소멸하는 것을 목표로 한다.

*Y.S 3-3 명상이 한결같은 상태에 있어서 그 대상의 본성만이 빛나고 의식 작용은 사라져 자기와 대상까지도 없어진 것이 삼*

*매다.30)*

　나다(Nada)는 내면에서 들리는 소리로 북을 치듯 부딪쳐서 들리는 소리가 아니라 부딪히지 않고 나는 신비로운 소리이다. 외부 소리를 포함하는 만트라와 다르다.

### (2) 하타요가프라디피카의 비음명상

　하타요가프라디피카는 4지(枝) 요가로 구성되어 있다. 아사나, 프라나야마(쿰바카), 무드라, 명상(비음명상)이다. 여기서 하타요가의 목표는 프라나의 소멸로 설명한다. 즉, 수련을 통해 프라나와 아파나가 결합하고 이로 인해 질적으로 변화된 프라나가 브라흐마란드라에 머물러 프라나가 소멸되어 최종적으로 마음이 소멸되는 것을 최고의 목표로 설명한다.

　브라흐마란드라는 브라만의 구멍 혹은 틈이라는 뜻이다. 정수리에 있는 척추 통로(수슘나 나디)의 구멍으로 열반의 짜끄라로 불리기도 한다. 31)

---

30) 『하타의 등불』(세창출판사, p691)
31) 장소연(2020), 「하타의 등불에서 비음명상」

### (3) 비음명상의 수행법

#### ① 무드라와 비음명상

*H.P 4-36* 내면 표적에 (의식을) 두고, 외부로 향한 시선이 깜빡임을 떠난 바로 이것이 베다와 논서에서 비밀로 감추어진 샴브하비 무드라이다.

*H.P 4-37* 요가 수행자의 마음과 기가 내적 표적에 몰입될 때, 그리고 시선을 고정시켜서 바깥쪽 아래를 볼지라도 사물을 보지 못할 때 샴브하비 무드라가 이루어진다. 그것이 스승의 은총으로 이루어질 때 텅 빈 것으로도 충만한 것으로도 정의될 수 없는 진실된 경지인 샴브후가 현현된다.[32]

의식이 외부로 향한 것을 자신을 내면으로 회수하여 바라보거나 내면의 소리에 두는 것을 말한다.

#### ② 브라마리 프라나야마와 비음명상

*H.P 2-68* 브라마리는 수벌의 날개에서 나는 소리와 같이 큰 소리로 빠르게 숨을 들이쉬고 암벌의 날개에서 나는 소리와 같이 작은 음이 나도록 숨을 천천히 내쉰다. 이러한 수련을 할 때 요가 달인들의 마음은 여러 종류의 황홀경에 든다.

*G.S 5-73~75* 수행자는 한밤중에 생명의 소리가 전혀 없는 곳에

---

32) 샴브하비: 샴부의 아내(출처: 『하타의 등불』(세창출판사, p691))

서 양손으로 두 귀를 막고 푸라카와 쿰바카를 수행한다.

그러면 내부에서 들려오는 피리, 천둥, 징, 말벌, 종, 나팔, 북, 여러 가지의 북소리를 순서대로 듣게 된다.

하타요가프라디피카에서 브라마리 프라나야마는 손은 그대로 두고 작은 음을 내면서 수련한다. 게란다상히타에서는 손으로 귀를 막고 소리는 내지 않으며 의식을 내면으로 두고 내부의 소리에 집중한다.

### (4) 비음명상의 자연스러운 수련

수련자는 프라티야하라를 통해 육체의 오감에 두어진 의식을 내부로 회수한다. 이 과정에서 에너지를 느끼는 기감이 발달하고 더 수련이 진전되면 빛의 오감이 깨어나며 발전한다. 이를 통해 자신의 안과 대우주에서 일어나는 빛의 현상을 보고 듣고 느낄 수 있게 된다. 이때 듣게 되는 자신의 빛의 진동이 더 깊은 차원의 내면의 소리라고 할 수 있다.

그래서 수련 시 내적 기의 오감, 빛의 오감이 형성되지 않은 상태에서 소리를 듣는 명상을 하려다 보면 수련이 무리하게 진행될 수도 있다. 자신의 내부의 소리를 듣는 것은 상당한 경지를 넘어서야 가능하다.

이러한 어려움으로 인해 후대에 비음명상이 전해지지 않는다고 할 수 있다. 비음명상의 첫 번째 의의는 앞에서 언급한 바와 같이 수련의 출발인 내관반청, 즉 자신의 보고 듣는 것을 내부로 돌리는 것이 시작 단계이고 에너지의 파동, 변화를 인식하는 것이 두 번째 과정이다. 그렇기에 수련이 좀 더 자연스럽게 깊어지도록 하며 의도적으로 소리를 들으려 하지 않는다. 이를 통해 수련이 안정적으로 진행되도록 한다.

9장

수련 지침

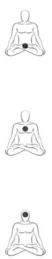

# 마음가짐

Y.S 1-12 마음의 작용을 지우는 두 가지 방법은 수행의 실천과
욕심을 버리는 것이다.

### (1) 꾸준한 실천

수도자의 중요한 마음가짐 중 첫 번째는 꾸준히 수련하고
자 하는 마음가짐이다. 귀한 가치는 쉽게 얻어지지 않는다. 자
신이 노력한 만큼 이루어진다. 단기간으로 보면 노력의 보답
을 받지 못하는 경우도 있다고 여길 수 있으나, 긴 세월을 보면
자신의 노력은 인과가 되어 결국 자신에게 돌아온다. 여기에
는 한 가지 전제가 있다. 그것이 섭리지향적인 노력일 때 그러
하다. 즉, 자신에게 좋고 모두에게도 좋은 가치를 지향할 때 그
노력은 밝은 빛이 되면서 자신과 모두를 밝히게 된다.

수행에 대해 지도, 안내할 때 '밥 먹듯이 꾸준히 수련하라'고
하기도 한다. 밥 먹듯이 수련하는 것의 첫 번째 의미는 그만큼

일상이 되어 자주 한다는 것이다. 사람들은 어려운 상황이 오거나 힘든 일이 닥쳐도 밥은 챙겨 먹는다. 잠시 몇 끼 거를 수는 있으나 생명을 유지하기 위해, 일을 하기 위해 입맛이 없어도 먹는다. 수행자에게 수련이란 밥과 같은 것이다. 참다운 자신을 알게 된다는 것은 새로 태어나, 새 생명을 얻는 것과 같기에 수련을 통해 호흡을 먹고 기운을 먹는 것은 수련의 생명을 이어 가는 밥과 같은 것이다.

두 번째 의미는 잘하려고 하기보다 자연스럽게 한다는 의미가 담겨 있다. 식사를 하는 것은 늘 먹던 대로 자연스럽게 먹는 일상이다. 물론 맛있는 것을 먹으려 하거나 건강하게 먹으려고 궁리하고 노력하기도 하지만 그 행위 자체를 어려워하지는 않는다.

그래서 수련은 밥 먹듯이 자주하고 자연스럽게 한결같이 실천하는 것이 필요하다.


### (2) 내려놓기(무집착)

수련에 임할 때 또 다른 마음가짐으로 중요한 것은 모든 것을 내려놓고 무심하게 임하는 것이다. 물론 처음부터 이렇게 되지는 않는다. 무집착의 상태에서 무심하게 수련하는 것이 제대로 되기 위해서는 수련이 경지에 올랐을 때 가능하다. 이는 마음가짐이자 지향점이다. 그러한 마음가짐으로 지속적인 노력을 할 때 그 구현의 정도가 점점 향상된다.

하타요가의 명상

수련을 하다 보면 여러 가지 장애, 걸림을 겪게 되는데, 그중 하나가 선입견을 가지는 것이다. 다음은 삼욕칠정에 기반한 평소의 인성적 의식, 인식이 수련 시 드러나는 것이다. 이를 뛰어넘는 과정이 '내려놓기' 공부이다.

수련 시 선입견은 여러 가지가 있는데, 대표적인 것이 지식적으로 알고 있는 이론이다. 수련에 대한 이론, 즉 이치와 원리는 구체적인 수련의 방법을 알려 주고 목적과 방향성을 잡아 준다. 그런데 수련의 이론을 통한 인식은 자신이 체득하지 않은 상태에서 이치적으로 인식한 것이기 때문에 사전 참고로만 하고, 수련 시에는 이것을 내려놓고 하는 것이 중요하다. 많은 경우 '자신이 인식한 것을 바탕으로 수련이 이렇게 진행될 것이라든지, 혹은 수련이 잘 되면 이런 상태가 될 것이다'라는 예측을 심저에 가지고 수련하기도 한다. 정도의 차이가 있을 뿐, 거의 모든 수련자가 이러한 경험을 하게 된다. 이를 자각하며 '내려놓기, 무심하기'를 노력하고 꾸준히 실천하면서 변화하게 된다. 수련은 의식과 무의식의 절묘한 조화에 의해 깊어지기에 자신이 예측한 나름의 생각으로 수련을 조절하려는 의도가 많아지면 정작 수련에 집중, 몰입을 하지 못하거나 불필요한 상을 만들게 된다. 그러므로 수련자는 이론이나 앞선 수련의 경험을 참조는 하되, 수련 시에는 모든 것을 내려놓고 무심하게 수련 그 자체에 몰입하는 것이 중요하다.[33]

---

33) 수행을 하는 당사자는 자신이 어떤 수련의 과정에 있는지 다 모른다. 특히 초기에는 거의

두 번째 내려놓기는 수련 시 드러나는 인성적 의식과 인식을 내려놓는 것이다.

예를 들면 수련 시 빨리 이루려는 마음이나 잘하려고 하는 마음이다. 수련 초기에는 수련자는 기존에 사용하던 의식 패턴을 부지불식간에 사용하기 쉽다. 그동안 무언가 배울 때 지식 학습의 형태로 배우고 그 결과를 검증하는 과정에서 경쟁을 해 왔기에 자신도 모르게 이러한 의식 상태로 수련을 진행하는 것이다. 이는 인성적 성취욕으로 이어진다. 이것이 나쁘다는 것이 아니라, 그간 세상의 일을 성취하기 위한 과정의 동력이 될 수 있었으나 무심의 세계에 들기 위한 수련에서는 내려놓는 것이 필요하다. 이 역시 한 번에 이루어지지는 않기 때문에 많은 시도와 노력을 통해서 인성적 수행의 의지와 동력을 내려놓고 영성적 의지와 동력, 나아가 신성적 의지와 동력으로 자신의 수련을 이끌어 가는 것이 필요하다.

세 번째 내려놓기는 비교하는 마음이다. 비교하는 마음을 내려놓는 것은 자신을 있는 그대로 인지하는 마음으로 수련하는 것으로 이어진다. 모든 존재는 각기 자신만의 고유의 성격과 성품을 가지고 있다. 이는 곧 고유의 에너지, 빛을 가지고 있다

---

모른다고 할 수 있다. 한편으로는 그렇기 때문에 수행이 성립되기도 한다. 자신이 어떤 수련의 과정에 있는지는 사실 결말에 이르렀을 때 그 전체적인 과정을 이해할 수 있다. 즉, 자신이 어떤 단계에 있고 지금 겪는 어려움이 나중에 어떤 중요한 전환점이었는지는 결과에 이르렀을 때 온전히 알게 된다. 그래서 수행자는 자신의 수행이 잘 되는지 안 되는지를 섣불리 판단해서는 안 된다. 오로지 순수한 마음으로 일심으로 정진할 뿐이다.

는 것이다. 그러므로 수련이 진행되는 과정 또한 자신의 고유의 흐름이 있다. 수련을 할 때, 단계가 같더라도 구체적인 수련의 상태와 진행은 각기 다르다. 그렇기에 다른 사람의 수련에서 잘하는 점은 배우지만 비교하는 마음으로 높낮이를 가르거나, 그대로 따라 하려고 하는 것은 자신에게 맞지 않을 수 있다. 하여 비교하는 마음을 내려놓는 것은 불필요한 경쟁심이나 우월감을 내려놓는 것뿐만 아니라 이를 넘어 자신의 고유한 빛과 본성을 있는 그대로 인지하고 알아가는 것을 의미한다.

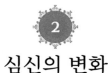

# 심신의 변화

　명상수련은 마음의 변화, 정신의 변화뿐만 아니라 신체의 변화도 가져온다. 이는 명상의 종류에 따라 정도의 차이가 있다. 수련 시에는 이러한 점을 잘 이해하고 수련하는 것이 필요하다. 명상법에 따라 몸과 의식의 사용 방식이 차이가 나기 때문에 몸에 힘이 들어간 정도나 의식의 각성도가 다른 상태로 진행된다. 예를 들면 이완명상과 집중명상이다.

　이완명상은 몸에 힘은 최소한으로 들어가고 의식도 내려놓은 상태가 되게 한다. 호흡도 부드럽고 편안한 상태로 만든다. 이러한 상태가 익숙한 수행자는 호흡명상 시 가늘고 길고 깊은 호흡을 할 때나 쿰바카의 공간적 호흡 시 형성하는 의식의 각성 정도가 이완명상과 달라 낯설 수 있다. 즉, 이완명상보다 의식의 각성도가 상대적으로 높다고 여겨져서 자신도 모르게 이완의 상태로 의식을 가라앉히려고 할 수 있다. 몸에 힘이 들어간 정도도 낯설 수가 있다. 호흡명상에서 그란티를 뚫을 때, 혹은 나디의 에너지 밀도가 높을 때 일어나는 복부 수축인 반다 시의 의식 집중 상태는 이완과 반대로 느껴질 수도 있다. 호흡명상은 이완명상과 집중명상을 연결하며 진행되는데, 이렇게 인식하면 앞의 수련 경험이 선입견이 되어 새로운 수련의 흐름을 따라가지 못할 수 있다. 그래서 수련 시에는 자신이 어떤 수련을 하는지 잘 인지하고 하는 것이 필요하다. 이와 함께 앞에서도 설명한 바와 같이 수련에 임하여서는 모든 선입견과 앞선 경험을 내려놓고 항상 이제까지 경험하지 못했던 새로운 경지가 다가올 수 있음을 전제로 수련하도록 한다.

### (1) 심리적 기복

수련의 목적이 온전하고 완전한 자신을 아는 것이라고 한다면 이는 꾸준한 과정과 노력을 통해 이루어진다. 이 말은 긴 수행의 과정에서 시행착오도 겪게 되고 '잘 되고 안 되고'의 기복을 가진다는 것을 의미한다. 즉, 과정 중에 있을 때는 완성의 경지가 아니기에 기복을 타는 것은 자연스러운 것이라고 할 수 있다.

이러한 기복은 수련에 익숙해지고 깊어지는 과정에서 생길 수도 있고, 수련 시 일어나는 정화 반응으로 인한 것일 수도 있다.

전자는 수련에 대한 노력, 의지, 재미와 연관이 있다. 즉, 수련의 과정에서 간절한 마음으로 정성과 노력을 들일 때가 있는 반면, 때론 여유를 가지며 조금 쉬어 가면서 할 때도 있다. 이러한 변화로 수련이 잘된다고 느끼는 정도는 차이가 나게 된다.

후자는 심신의 정화 반응으로 인한 기복이다. 수련은 자신의 내면 깊이 들어가는 과정이기에 이 과정에서 다양한 반응이 일어나는데, 그중 하나가 정화이다. 육신에서 정화가 일어날 때 명현반응이 일어나듯이 마음이나 의식에서도 정화 반응이 일어난다고 할 수 있다. 예를 들어 일상에서 겪었던 힘겨움이 무의식 층에 있다가 드러나는 것이다. 심리학에서는 심리상담과 성찰을 통해 자신의 내면의 상태를 인지하고 드러내어 치유 과정으로 이끈다면 수련에서는 스스로 자신의 깊은 의식층으로 들어가며 밝은 에너지에 의해 정화하는 것이다.

수련은 자신의 고요함과 밝음을 키우는데, 그 힘은 마음이자 일종의 빛이라고 할 수 있다. 그 빛이 점점 밝아지면서 자신의 어두운 면을 드러내고 정리한다. 빛의 광도(光度)와 밀도(密度)가 강해지면서 자신의 내면 깊은 곳으로 투과하듯이 뚫고 들어가기에 스스로를 객관화하여 볼 수 있게 되며, 자신 안의 어둠을 정리할 수 있는 것이다.

다르게 표현하면 자신의 힘겨움과 어두운 면을 직시하면서 밝은 마음으로 녹여 낸다고 할 수도 있고, 떠올려 빠져나가게 한다고 할 수도 있다. 이때 녹는 면이 강하면 알게 모르게 부드럽게 정화되고, 빠져나가는 면이 강하면 정화의 에너지가 표출되며 정리되기에 불편감을 느끼기도 한다. 이것이 정화되는 과정인지, 아니면 잠재되어 있던 것이 단순히 다시 발현되는 것

인지는 전후의 과정을 통해 알게 된다. 즉, 현재 일어나는 불편함이 정화 반응인지, 아니면 마음을 부정적으로 써서 일어나는 것인지 알게 되는 것이다. 다른 기복이 없이 꾸준히 수련하는 가운데 일어났다면 정화 과정일 가능성이 높으며 또한 발현되고 난 뒤 시원함이나 해원상생 되는 것 같은 마음이 들면 역시 정화 과정일 가능성이 높다.

그런데 이는 현실의 여러 상황과 맞물려 돌아가기 때문에 처음에는 판단하기 어렵다. 그렇기에 수련자는 자신의 수련에 기복이 있을 때 일희일비하지 않으며 꾸준히 수련하는 것이 필요하다.

### (2) 몸의 변화

명상수련을 하면 몸의 컨디션에도 변화가 발생한다. 이에 대한 것은 명상을 주제로 한 생리학적 연구로 많이 밝혀져 있다.

뇌파의 변화, 혈액의 변화, 호르몬의 변화, 자율 신경의 변화 등이 그것이다. 뇌파에서는 전두엽과 전전두엽에서 마음을 안정시키고 집중력을 향상하는 알파파가 증가한다고 알려져 있다. 호르몬의 변화로는 스트레스 시 분비되는 코티졸 호르몬의 수치가 줄어들며 또한 긴장과 이완을 조절하는 자율 신경에서는 부교감 신경의 활성도가 높아진다고 밝히고 있다. 이러한 연구는 개별 연구에 따라 실험의 재현성이 높은 것도 있고 낮은 것도 있어 명상의 효과를 일관되게 재현하려면 보다 세밀하고 다양한 연구들이 더 많이 필요하다. 그럼에도 불구하고 명상의 과학적 연구에 대한 검증은 1970년대 이후 과학 기술의 발전과 함께 괄목할 만한 성장을 해 왔다.

이러한 결실로 국내에서도 다양한 대학과 연구 기관에서 명상 연구소와 명상 센터가 운영되고 있다.[34]

위에서 언급한 긍정적인 신체 변화 이외에 몸이 변화하는 과정에서 일종의 명현 반응 같은 증상이 부드럽게 일어나기도 한다. 부드럽다고 표현한 것은 아사나와 샤트카르마 같은 다른 수련법이나 자연 요법들에 비해 증상이 약하거나 완만하기 때문이다.

예를 들면 몸의 긴장이 풀어지는 과정에서 나른하고 졸리는 듯하고 피로한 증상이 있다든지, 몸의 자율 신경이 변화하고 냉기가 빠져나가는 과정에서 추위를 타거나 반대로 열감을 느끼는 경우 등이다. 이러한 변화를 잘 이해하고 수련하면 명상 수련의 과정에서 일어나는 다양한 신체 변화를 보다 긍정적으로 해석하고 그에 맞게 대처하여 안정적이고 효율적인 수련을 진행할 수 있다.

### (3) 심신의 반응

명상 수련은 정신적 변화뿐만 아니라 육신에도 많은 변화가 일어난다. 이러한 변화를 잘 인지하면 일념 정진, 용맹정진해야

---

34) 원광디지털대학교 한인요가명상연구소, 카이스트 명상과학연구소, 동국대학교 종학연구소 선(명상)센터, 아주대학교 건강명상연구센터

할 때와 몸을 고르고 휴식을 해야 할 때를 잘 파악할 수 있다.


① 명현 반응

명현 반응에 대해 현대의학에서는 인정하지 않는다. 증상을 치료의 대상으로 보는 관점에서는 정화 반응으로 일어나는 불편한 증상을 치유의 과정에서 일어나는 반응으로 이해하기는 어렵다. 그러나 자연의학의 관점에서는 인체가 일으키는 증상을 나쁜 것으로만 해석하는 것이 아니라 인체가 자신의 문제를 해결하려는 노력의 일환으로 보기도 한다[35]. 그래서 증상을 무조건 없애려 하기보다는 그 증상의 원인을 보며 풀어 주는 쪽에 비중을 두기도 한다.

예를 들면 감기에 걸렸을 때 열이 나는 것은 나쁜 증상만이 아니라 인체가 병에 대응하는 방식이기도 하다. 즉, 체온을 올릴 경우 감기 바이러스와 싸우기 좋은 여건이 마련된다. 온도가 올라가면서 바이러스 증식 작용이 억제된다. 또한 체온이 38~39도가 되면 림프구 변형, B-세포 활동, 면역 글루블린 합성 등 면역계의 활동이 활발해진다. 또한 혈액의 흐름이 촉진되어 신진대사를 일시적으로 향상하는 효과도 있다. 콧물이나 기침은 바이러스를 몸 안에서 싸우기보다 코나 기관지에서 몸의 외부로 배출하기 위한 면역기전으로 일어나기도 한다. 물론

---

35) 자연치유적 관점을 수용하는 현대의학자들도 있기 때문에 자연의학이 현대의학의 반대 개념은 아니다. 현대의학의 현재 주류적인 관점이 다르게 본다고 할 수 있다.

이러한 증상이 과하면 염증이나 고열로 이어질 수 있기 때문에 조기에 치유하며 안정시켜야 한다.

이렇게 증상은 몸의 불편한 정도나 병의 진행 정도를 알 수 있는 근거도 되지만 그 이전에 몸이 가진 자가 치유 방법이기도 하다. 또한 몸이 회복되는 과정에서 내부에 축적되어 있던 독소를 배출하거나 기능을 회복하는 과정에서 몸의 정화 반응으로 증상이 일어나기도 한다. 이러한 정화의 원리는 신체에서만 일어나는 것이 아니라 마음에서도 일어난다. 불편하거나 힘들었던 기억, 트라우마 등이 정리될 때도 그냥 없어지는 것이 아니라 몸의 증상과 같이 드러나면서 정화되기도 한다.

그래서 수행자는 자신의 증상이 심신의 컨디션이 상승되는 흐름에서 일어나는 명현 반응인지, 혹은 근래 몸과 마음의 피로 등으로 인해 하강하는 흐름에서 일어나는 병적 증상인지 잘 파악하는 것이 중요하다.

② 압력과 답답함

수련을 하다 보면 가슴의 답답함, 머리의 무거움, 빡빡함 등을 느끼는 경우가 있는데 이는 특히 기운을 확장하는 명상 과정에서 주로 나타난다. 기운의 흐름이 좋지 않았거나 막혀 있던 곳의 흐름이 다시 촉진되며 뚫릴 때 일어나는 증상일 수 있다. 마치 도로의 병목 현상에 비유할 수 있다. 도로를 에너지가 흐르는 통로로, 차를 에너지량으로 비유하면 평소보다 교통량이 많아지면 막히는 현상으로 답답한 흐름이 생기는 현상과 같이 기운의 흐름이 약하던 에너지 통로에 호흡력이 강해지며 에너지량이 많아지면 막히는 듯한 압력이 형성되는 것이다. 이는 특히 뚫리기 전에 제일 강한 경향이 있다.

그런데 가슴과 머리의 압력이 꼭 좋은 측면에서만 일어나는 것이 아니라 잘못된 수련 습관으로 인해 나타날 수도 있다. 무언가를 쥐듯이 용을 써서 집중하면 은근히 신경을 쓰는 것과 유사하게 작용하여 머리가 무거워지거나 뻣뻣해지며 압력이 찰 수 있다. 또한 호흡을 깊게 하려고 하면서 아래로 누르는 듯한 압력을 가하여 불필요한 힘을 가슴과 복부에 주면 몸의 긴장과 기운의 반작용의 역압(逆壓)으로 인해 가슴이 답답하거나 명치에 무언가 맺히는 듯한 증상이 나타나기도 한다.

이중 어느 쪽 반응인지를 잘 파악하면서 수련하도록 한다.


③ 나른함과 피곤함

수련을 하다 보면 심신의 긴장이 풀어지게 된다. 이러한 긴장이 해소되는 과정에서 몸과 마음의 경직이 풀어지며 내재되어 있던 긴장의 원인인 에너지가 빠져나가면서 나른함과 피곤함이 일어나기도 한다. 이 경우, 나른함이 한동안 이어지기도 하고 일어났다 가라앉기를 일정 기간 반복하기도 한다. 원인이 정리되고 나면 심신은 더욱 고요하고 안정된다. 이에 따라 수련도 한층 깊어진다.

그래서 수련자는 수련이 잘 안 되는 것 같을 때가 오히려 정화의 과정을 거치며 향상되는 과정일 수 있기에 '잘 되고 안 되고'

에 대한 판단을 내려놓고 꾸준한 항상심으로 수련하도록 한다.

　물론 인간은 육신의 한계가 있고 건강은 기복을 가지기에 수련 시의 모든 반응을 정화 반응으로 생각하면 제때 치료하지 못할 수도 있다. 증상의 전후 시기를 잘 살펴서 판단하고 때로는 의료인의 도움을 받으며 진행하는 것도 필요하다.

# 수련의 세 가지 필수 조건

*H.P 4-8 라자요가의 위대함을 진정 아는 사람은 많지 않다. 참다운 지혜, 해탈, 부동심 등의 성취는 오직 스승의 가르침에 의해서 얻어진다.*

*H.P 2-1 요가 수행자는 자세를 익숙하고 확실하게 익힌 후에 균형 있는 음식을 적당하게 먹으며, 스승의 가르침에 따라 숨을 통해 기운을 다스리는 방법을 수련해야만 한다.*

수련을 진행하기 위한 세 가지 필수 조건이 있다.

올바른 수련법(正法), 올바른 스승, 함께 수련하는 도반이다.

## (1) 바른 수련법

수련을 하는 목적에는 개인마다 여러 가지가 있지만 수련 자체의 궁극적인 목적은 자신을 참되고 온전하게 아는 것이다. 이를 위해서는 근본 자신과 하나가 될 수 있는 과정과 결과에 대한 체계적이고 실질적인 수련법이 있어야 한다. 체계적이라는 것은 결과에 이를 수 있는 과정과 절차, 단계가 분명하여 누구나 정성을 들여 수련하며 그 과정을 하나하나 안정적으로 성취할 수 있다는 것을 말한다. 세상에는 많은 수련법이 있는데, 그 수련들이 모두 근원의 이치와 원리를 온전하고 체계적으로 담고 있다고 하기는 어렵다. 때로 관념적인 부분이 있을 수 있어 어느 정도 경지에 이르는 것은 가능하지만, 나머지 중요한 부분은 실질적인 수련이 진행되지 않을 수 있다. 이러한 수련을 자신의 주 수련으로 삼는다면 평생을 기울여 노력했음에도 제대로 된 결과를 얻지 못하거나 때로는 위험해질 수도 있다. 하여 무엇보다 시작과 과정, 결과가 정확하게 안내되어 있는 수련법을 만나는 것이 중요하다.

그런데 수행자가 처음 수련을 시작할 때 어느 수련법이 정법이고 완성의 법인지 알기는 어렵다. 그렇다면 어떻게 해야 참다운 수련을 만나고 선택할 수 있을까?

여기에는 자신의 순수한 노력과 하늘의 안배가 필요하다고 할 수 있다. 일상의 현상들이 우연에 의해 모든 것이 진행된다면 바른 수련법을 만나는 것은 복불복(福不福)이 될 것이다. 즉, 운에 의해 좌우된다고 할 수 있다. 그러나 수련의 관점으로 볼 때 세상의 흐름에는 인과가 있고 근본자신의 안배, 하늘의 안배가 따르므로 자신이 어떤 수련법을 만나 어떻게 수련하며, 어떤 과정을 거치는지는 우연이 아니다.

그렇기에 수행자가 바른 법을 만나기 위해서는 노력이 필요하다. 순수한 마음과 간절한 마음으로 자신이 무엇을 하고자 하는지를 명확히 하고 이 초발심에 충실하는 것이다. 이러한 마음, 기운, 빛이 자신을 채우고 나투어지며 전해질 때 빛의 인연이 만들어진다. 이러한 관점을 신비적으로 보는 견해도 있을 수 있으나 수련이 깊어지면 훗날 스스로 자각하게 될 것이다.

근본자신과 하늘의 안배라는 것은 수행의 세계관을 인정하고 본다면 자연스러운 것이다. 자신의 아트만(진아)과 합일하겠다는 마음으로 수행하는 것은 근본 자신이 있고 근원의 빛의 세계가 있다는 것을 전제로 한다. 근원의 세계가 관념의 세계가 아니고 실제 세계라면 그 세계는 가만히 있는 것이 아니라 현상세계의 자신에게 영향을 주게 된다. 근원의 세계와 현상세계가 이어지며 드러나지 않는 가운데 자신에게 영향을 미치며 안내하는 것이다. '하늘은 스스로 돕는 자를 돕는다'라는 말처럼 자신의 노력에 합당하게 천지 간의 빛의 흐름과 형국이 조성된다. 이러한 결과로 바른 수련법을 만난다고 할 수 있다. 그래서 많은 수행법이나 종교에서 '공덕을 쌓아야 바른 수련법을 만날 수 있다'라고 하는 것이다. 수행 단체나 종교의 격언이 아니더라도 같은 에너지가 호환, 공명, 파동을 일으킨다는 관점이나 혹은 오랜 시간 정성을 들이면 원하는 바가 현실로 이루어진다는 관점으로 보더라도 자신의 순수한 마음과 바람은 바른 수련법을 만나는 동력이 된다.

## (2) 올바른 스승

바른 수련법을 만나고 나면 다음은 그것을 실질적이고 구체적으로 지도해 줄 스승을 만나는 것이 중요하다. 수행은 하루아침에 이루어지지 않는다. 성취를 이루기까지 많은 시간이 필요하고 그 과정에서 수많은 시행착오를 거친다. 그렇기에 그 과정을 구체적으로 지도하고 안내해 줄 스승을 만나는 것은 매우 중요하다.

그러면 어떤 스승을 만나는 것이 좋을까?

스승은 가능하면 완성의 경지에 이른 존재를 만나는 것이 가장 좋다. 수련의 방향성이 바른지는 최종 목적지에 이르러 바라볼 때 명확해진다. 수련은 완성의 경지에 이르러야 자신이 거쳐 온 모든 과정을 온전하게 알게 된다. 과정 중에 있는 사람은 자신이 바른길을 가고 있는지 잘 모르거나 어렴풋이 안다. 그래서 수련의 전 과정을 지도해 줄 있는 스승은 완성의 경지에 이른 사람이다.

두 번째는 수련 시 발생할 수 있는 리스크를 관리해 주고 무엇보다 안전하게 수련을 지도해 줄 수 있는 스승을 만나는 것이 중요하다. '도고일척 마고일장(道高一尺 魔高一丈)'이란 말이 있다. '도가 한 자 높아지면 마는 한 길(열 자) 높아진다'는 뜻이다. 즉, 수련이 발전하는 과정에서 그 단계마다 시행착오가 될 수 있는 요인, 리스크가 있다는 말이다. 이는 수련의 경지가 높아질수록 마음과 의식의 힘이 더 커지기 때문이다. 이를 '수련의 목적과 방법에 맞게 사용하느냐, 그렇지 않느냐'에 따라 결과는 크게 달라진다. 예를 들어 깐다에 집중하여 아래쪽 에너지를 각성하고 충실히 수련해야 할 때 상위 에너지 센터에 집중하는 수련을 하면 기초가 안 잡힌 상태에서 수련이 진행되어 에너지가 불안정해질 가능성이 높아진다. 이러한 점을 구체적으로 지도해 줄 스승이 있다면 그만큼 수련의 리스크가 줄고 안정적으로 진행하게 된다.

반대로 수련이 잘되어 가는 결정적 도약 시기에 그 변화를 알고 수련 지침을 알려 주는 스승이 있는 것 또한 매우 중요하다. 이는 수련의 성취를 좌우한다고 해도 과언이 아니다. 그만큼 수련은 혼자 완성의 경지에 이르기가 너무나 어렵다. 이외에도 스승의 중요성은 여러 가지가 있겠지만 현실적으로 어려운 점은 수행자가 그러한 스승을 알아볼 수 있는 안목을 가지기 힘들다는 것이다. 즉, 수행자는 자신보다 상위의 존재를 알아볼 안목이 부족하기에 참다운 스승이 가까이 있어도 알아보지 못할 수 있다.

그러면 이러한 한계점이 있는데 어떻게 해야 할까?

먼저 대중적으로 인정받고 검증된 수련법의 지도자를 만나면 큰 리스크는 대개 피할 수 있다. 다른 방법으로는 앞서 바른 수련법을 만날 때 얘기했던 내용인 자신에게 스스로 정성을 들이며 도심을 키워 나가는 것이다. 자신의 공부에 순수한 마음으로 정성을 들이면 무형의 빛의 길이 열릴 수도 있을 것이다. 대개 바른 수련법을 만나는 것은 바른 스승을 만나면서 이루어진다. 그래서 바른 수련법을 만나는 데 들이는 정성과 노력은 바른 스승을 만나는 과정에서도 같은 맥락으로 작용한다.

### (3) 도반

수련을 잘하는 중요한 방법 중 하나는 같은 수련법을 같은 방법으로, 도반들과 같이 수련하는 것이다. 그렇게 하면 에너지의 호환, 파동, 공명력이 발휘되며 상승 및 확장하는 흐름이 일어난다. 마치 파동의 중첩 시 보강으로 진폭의 증대가 일어나는 것에 비유할 수 있다. 같이 수련할 때 이와 유사한 효과가 일어난다.

또한 수련의 과정에서 중요한 것은 자신의 수련을 표현하고 교류하는 것이다. 수련자는 이를 통해 자신의 공부를 확인할 수 있고 보다 명확하게 인지할 수 있다. 즉, 도반들과 공부의 체험담을 나눔으로써 자신이 해 왔던 공부를 스스로 재인식할 수 있고 서로에게 도움을 주고 배우게 된다.

물론 수련은 자신의 공간에서 혼자 수련해도 진전이 있다. 그리고 수련자는 대개 혼자 수련하는 시간이 많다. 그럼에도 같이 수련하는 것은 위와 같은 중요한 의미가 있다. 그리고 혼자 수련하는 경우에도 사실은 같이 하고 있다. 천지 간의 빛, 기운과 교류하고 있으며 근본자신의 빛이 함께하고 있다. 그렇기에 수련 시에는 기존의 인성적 의식과 선입견, 아집 등을 내려놓고 자신의 수련 흐름을 따라 무심하게 진행하는 것이 좋다. 이를 '하심(下心)'이라고 한다. 이는 기존의 자신이 알던 수

준을 뛰어넘어 새로운 공부를 받아들이는 마음가짐이다. 또한 근본자신이 함께 하며 자신을 더 나은 빛의 세계로 이어 주고 있다는 사실을 인정하는 마음가짐이다.

그래서 도반의 직접적인 개념은 함께 수련하는 사람들이지만 넓게는 세상의 만물이라고 할 수 있다.

# 수련 지침 및 주의 사항

　수련은 무엇보다 안전하게 진행하는 것이 중요하다. 한번 잘못 들인 습관은 바꾸는 데 시간과 노력이 많이 걸린다. 또한 이로 인한 심신의 부조화로 여러 가지 부작용을 겪을 수도 있다. 그렇기에 수행자는 안전하게 수련할 수 있도록 주의 사항을 유념할 필요가 있다.

　수련은 정신, 마음, 호흡, 몸의 작용을 통해 진행된다. 즉, 인간의 기본 바탕의 습관을 토대로 하고 있기에 올바른 수련 습관을 익히는 것은 매우 중요하다. 바꿔 말하면, 주의 사항을 어느 정도 알면 그만큼 시행착오를 줄이고, 부작용이 발행할 개연성도 없앨 수 있다.

　(1) 호흡을 무리하지 않고 자신에게 맞게 실시한다
　호흡 수련 시 잘못된 습관으로 부작용이 발생하는 경우가 있다. 가슴의 답답함, 두통, 불규칙한 호흡, 상기, 에너지의 불안정 등이다. 대체로 이러한 현상이 발생하는 중요한 요인은 자연스럽지 않은 무리한 호흡을 하는 것이다.

대표적인 것이 호흡을 길게 하려는 것, 무리하게 멈추는 것, 깊게 하려는 것이다.

① 호흡을 길게 하려는 습관

호흡을 길게 하려는 습관은 호흡이 길면 좋다는 인식에서 비롯된다. 그런데 길면 좋다는 것은 편안하고 안정적이며, 자연스럽다는 것을 전제로 한다. 그래서 실제로 수련을 할 때는 길게 한다는 느낌으로 수련하기보다는 절로 길어진다는 느낌으로 실시하는 것이 안전하다.

호흡을 길게 하기 위해서는 그만큼 근육을 더 조절해야 한다. 즉, 들이쉬고 내쉬는 두 근육의 작용을 느리게 하기 위한 주동근의 구심성 수축과 길항근의 원심성 수축을 더 천천히 해야 하기에 잘못하면 근육의 은근한 긴장을 발생할 수 있다. 또한 숨은 자신의 최대 호흡력보다 적게 할 때 편하고 여유 있게 할 수 있는데, 최대치에 가깝게 하다 보면 몸이 긴장하고 때로는 떨리는 듯이 불규칙한 호흡을 할 수 있다. 이 과정에서 근골격계에 부담이 생기고 에너지가 불안정하게 형성된다. 예를 들면 에너지가 간다에 안정적으로 형성되는 것이 아니라 위쪽에 형성되는 것이다. 그리고 음식을 먹고 체하듯이 기운의 흐름이 막히거나 나빠지는 울기(鬱氣), 혹은 체기(滯氣) 현상이 생길 수

있다. 이는 대부분 가슴과 머리에서 형성되므로 가슴의 답답
함, 두통, 심장이 두근거림, 혹은 위장 기능의 저하가 생길 수
있다.

그래서 호흡은 자신의 최대 호흡 길이보다 짧게 편안한 범위
에서 실시한다. 호흡이 길어지는 것은 매일 꾸준한 수련의 반
복으로 숙련되면서 자연스럽게, 부지불식간에 길어지는 것이
안전하다.

② 무리하게 멈추는 것

쿰바카의 의미를 호흡을 멈추는 것에 두는 경우 숨을 육체적
으로 오래 멈추고 있는 것에 수련의 비중을 두게 된다. 물론 조
심해서 수련하는 지침이 뒤따르지만 쿰바카의 본질을 어디에
두는가에 따라 수련의 구체적 행위는 달라진다. 앞서 호흡명상
에서도 설명한 바와 같이 호흡삼매는 육체층에서 더 상위층으
로 의식이 진입하면서 이루어진다. 이 과정에서 집중과 몰입의
흐름에 맞게 육체의 움직임은 절로 따라온다. 기초 호흡 수련
에서 육체적 호흡을 훈련하는 것은 필요하지만 호흡 수련이 깊
이 있게 진행된 후에는 멈추는 것보다는 호흡의 공간성(에너지
장)에 의식이 몰입하는 것이 중요하다. 의식이 육신을 초월한
영역으로 진입하였기에 육신의 숨은 의식되지 않고 에너지장
의 공간에 들게 되므로 숨이 사라지거나 멈춘 것과 같게 된다.

숨을 오래 참는 것은 그 자체로 자연스럽지 않거니와 계속
의식을 육체에 두게 될 가능성이 높다. 그렇게 되면 호흡삼매

에 들기 어렵다. 또한 심신의 안정에도 부담이 될 수 있다.

③ 호흡을 깊게 하려는 것

다음으로는 호흡을 깊게 하려는 데서 부담이 발생할 수 있다. 호흡을 깊게 하는 것은 사실 중요하다. 문제는 이를 실현하는 과정에서 빨리 이루려는 조급한 마음과 이로 인한 무리한 습관이 문제가 되는 것이다.

빨리 이루려는 마음은 기존의 자신을 인정하고 배려하지 않는 흐름을 만든다. 뛰어난 수련의 자질을 가졌다 하더라도 수련자는 누구나 초심자일 때가 있고, 누구나 시행착오를 겪게 된다. 또한 그 한계를 뛰어넘는 과정이 필요하기에 꾸준한 인내를 가지고 정성을 들이는 노력이 필요하다.

수련의 한 과정 과정을 충실히 하며 절로 이루어지도록 순리여의(順理如意) 하는 마음은 수련자의 중요한 덕목이며, 이것이 실현되는 정도가 자신의 수련 경지이기도 하다.

호흡을 깊이 내리려는 과정에서 깊이 내려가지 않을 때, 아래로 밀어 넣듯이 호흡을 하면 그만큼 반작용으로 역압이 형성되어 명치에서 막히는 증상이 발생하거나 혹은 기운이 뜨는 현상이 발생하기도 한다. 이를 방지하려면 심신을 이완하고 깊은 호흡 시 사용하는 근육이 적응하도록 기다리는 것이 필요하다.

수련은 의식과 무의식의 절묘한 조화에 의해 이루어지기에 계속 기다리는 것을 강조하는 것이다. 이렇게 하여 수련의 체득 과정이 안정적이고 자연스럽게 진행되면 수련자도 절로 이루어진다고 느끼게 된다.

### (2) 삼욕칠정을 내려놓고 편안한 의식과 마음을 유지, 관리

명상에서 집중이란 학습할 때의 집중과는 다르다. 학습할 때는 복잡한 연역적 혹은 귀납적인 사고 작용을 한다면 명상의 집중에서는 집중의 대상을 단일화하여 무심의 경지로 들어가는 과정을 거친다. 이를 이완의 바탕 위에 하는 집중이라고 할 수 있다.

그렇기에 기존의 학습할 때의 집중 방법이 아닌 새로운 집중 방법의 숙련이 필요하다. 그런데 수련을 하다 보면 부지불식간에 잘하려는 마음으로 인해 학습하듯이 계속 자신의 수련을 분석 및 평가하고 그에 따른 판단으로 수련을 진행하기도 한다. 또한 이론적으로 공부했던 수련의 상태를 만들기 위해 자신의 의식을 조절하려고 한다. 이러한 것은 사고 작용을 지속하게 하여 무심의 공부가 아니라 생각을 일으키게 만든다.

이렇게 수련하면 계속 뇌를 비롯한 위쪽의 에너지가 필요 이상으로 활성화되므로 수련 후에 피곤함이나 지치는 현상이 생기기도 한다. 그만큼 에너지 소모가 일어나기 때문이다. 뇌는 인체의 2%의 무게를 차지하지만 심장에서 나오는 혈액량의 20%를 공급받는다. 즉, 사고 작용을 계속하며 명상을 하면 그만큼 피로해진다. 이러한 습관 중 대표적인 것이 보려고 하는 것이다.

① 보려고 하는 것

명상에서 바라본다는 것은 많은 의미를 지니고 있다. 명상이
란, 보는 것의 경지가 달라지는 과정이라고도 할 수 있다. 그래
서 이에 관한 수련 기법이나 지침도 다양하다. 예를 들면 요가
의 6가지 정화법 중의 하나인 트라타카, 아사나와 명상 시의 응
시법인 드리스티(Drishti), 무드라에서는 미간을 응시하는 샴바
비 무드라, 코끝을 응시하는 부차리 무드라 등이 있다. 36)

요가에서 눈의 시선에 대한 수련을 많이 하는데, 실제 명상
의 드리스티는 육신의 눈으로 본다기보다는 마음의 눈, 혹은
의식의 시선으로 이루어진다. 이 출발은 아스탕가요가의 5번
째 단계인 제감, 감각 회수인 '프라티야하라(Pratyahara)'부터 시
작된다. 육신의 감각에 있는 의식을 내면으로 회수하여 감각
을 제어 및 조절하는 것이다. 자신의 진아를 찾아가는 과정, 그
리고 우주와 하나가 되는 우아일체의 수련은 자신의 육체에서
출발하여 의식을 외부로 두며 나아가는 것이 아니라 내부로 들
어가서 잠재의식 너머 무의식 깊은 곳의 신성의 빛을 자각하고
일깨우는 과정이다. 37)

그래서 본격적인 명상 과정에서 먼저 진행하는 것이 의식을
내부로 회수하는 프라티야하라이다. 즉, 육신의 오감에 두었던

---

36) 넓은 의미는 드리스티는 시선을 두는 것, 혹은 본다는 것 자체를 의미한다.
37) 수련 시 의식의 집중은 내면으로 하지만 수련이 진전되는 만큼 자신의 빛의 확장성이 동
시에 일어나기에 수련은 내부와 외부 쌍방향으로 동시에 이루어진다고 할 수 있다.

의식을 분리하여 내면으로 방향을 바꾸어 안으로 향하게 하는 것이다. 이를 선도 수련에서는 자신의 안을 바라보고 안의 소리를 듣는다 하여 내관반청(內觀返聽)이라고 한다. 요가에서는 내면의 드리스티와 나다(내면의 소리)를 듣는 것이라고도 할 수 있다. 그렇기에 의식이 내면으로 향하여 집중의 단계인 다라나를 시작하게 되면 육신의 시선보다 내면의 시선이 중요하다. 즉, 실질적으로 중요한 것은 '의식의 시선, 마음의 시선이 어디를 향하는가'이다. 그렇지만 몸과 마음은 일체로 사용되는 면이 있기에 깐다 호흡을 하거나 자신의 내부, 차크라에 집중하고자 하면 육신의 시선 방향도 아래쪽을 향하는 것이 효율적이다.

어떤 경우 깐다 호흡명상을 할 때 몸이 앞으로 계속 구부정해지는 경우가 있는데, 이러한 원인 중 하나는 육신의 시선으로 아래를 바라보듯이 하면서 몸이 구부정해지는 것이다.

명상을 통해 삼매에 들 때, 이는 육신의 감각을 초월한 경지이다. 즉, 여기에 이르면 육신이 인지되지 않는다. 육신의 눈이 아닌 마음의 눈, 빛의 눈으로 보는 것이기에 육신의 시선에 매일 필요가 없다. 이는 앞에서 호흡이 사라진다는 의미를 설명한 것과 같은 맥락이다. 호흡이 사라지는 것은 계속 호흡을 하지 않고 멈추고 있는 것이 아니라 육신의 감각을 초월하여 내부의 빛의 감각으로 들어가면서 육신의 호흡을 초월한 것과 같이 되는 것이다.

수행자가 수련 중 육신의 눈의 시선에 지나치게 집중하게 되면 의식이 뜨거나 심하면 상기 등의 불안정한 현상이 생길 수 있다. 또한 명상 시에도 의식이 쁘라나충, 심충, 의식층으로 깊게 들어가지 못하고 육체 층에 붙들려 있을 수 있다.

② 집중의 범위

명상에서 집중할 때 대개 의식을 좁게 모으려는 경향이 있다. 집중이란 단어의 뜻 자체가 '중심을 향하여 모인다'라는 의미가 있고 명상의 대상이 차크라나 까만 점과 같이 작은 것을 대상으로 할 때가 많아 그러한 경향이 생기는 것은 자연스러운 현상이라고 할 수 있다. 그런데 이때 자연스럽고 편안하게 집중하는 것이 중요한데, 무언가를 쥐듯이 의식을 쓰는 때가 있다. 이렇게 장시간 수련하면 은연중 용을 쓰는 것과 같이 되어 수련을 마치고 나면 고요하고 편안한 것이 아니라 피로함을 느끼거나 기운과 의식이 뜨는 경우가 발생될 수 있다.

그러면서 명상의 자연스러운 흐름을 따라가지 못할 수 있다. 명상의 대상과 하나로 합일된 경지에 들면 작은 범위에서 명상의 대상과 하나 되는 것이 아니라 그 자체가 되어 버리기 때문에 이전의 집중의 범위와 전혀 달라진다. 예를 들어 깐다에 의식을 집중할 경우, 시작은 아랫배의 작은 구체이지만 하나가 되면 자신이 곧 깐다이기 때문에 큰 구체로 인지하거나 혹은 온 우주가 깐다로 인지된다. 이때 집중은 공간 전체에 대한 넓은 집중이 된다. 의식의 시선도 작은 구체를 향해 좁혀 들어가는 것이 아니라 밤하늘의 넓은 공간을 보듯이 온 사방으로 넓게 향하게 된다.

그렇기에 좁은 범위의 집중에만 의식이 한정되어 있으면 수련이 발전하는 자연스러운 흐름을 따라가지 못하고 답보하게 된다.

### (3) 여유 있는 마음

여유 있는 마음은 긴 수련의 기간에서 매우 중요하다. 이와 반대되는 마음은 조급함이다. 조급한 마음은 수련의 과정에서 일찍 지치게 만들기도 하지만, 때로는 자신의 깨달음이나 경지를 확대 해석하는 의식의 거품을 만들기도 한다. 예를 들면, 자신은 의식의 한 영역에 집중 및 몰입하여 우주 공간에 든 것 같은 무아의 경지를 체험하였는데, 마치 근원의 자신과 하나 된 우아일체의 경지를 체험한 것으로 착각할 수 있다. 이것은 그간 자신이 이치적으로 공부한 우아일체의 선입견으로 자신의 공부를 확대 해석하고 상을 지어 근원의 깨달음의 세계를 체득한 것처럼 인지하는 것이다.

사실 이것은 공부가 어느 정도 진전될 때 아주 조심해야 하는 부분이다. 또 수행이 잘될 때일수록 조심하고 삼가야 한다. 이때야말로 객관적인 자기 성찰이 중요하며, 무엇보다 스승이 꼭 필요하다. 자신의 공부 경지를 명확하게 알 수 있는 스승이 있다면 가각(假覺)의 환상에 빠지는 것을 막아 줄 뿐만 아니라 새로운 공부로 나아갈 수 있는 전환점을 지도 및 안내해 줄 수 있다. 앞서 언급한 바와 같이 자신의 근원을 찾아가는 수련의 길에는 많은 어려움과 시행착오가 있기에 그것을 두려워하기보다는 언제든 자신의 틀을 깨고 새로운 공부를 하겠다는 의지를 굳건히 하는 것이 필요하다.

그렇기에 수행자는 자신에게 여유 있고 넉넉하게 대하며, 너그러운 마음을 가지는 것이 좋다. 즉, 실수나 시행착오를 하면 바로 잡으면 된다는 마음을 가지고, 그 때문에 움츠러들거나 자책할 필요가 없다. 조급함을 내려놓거나 뛰어넘는 것은 무심의 공부가 깊어지면서 자신에 대한 믿음과 사랑을 통해 자연스럽게 이루어질 수 있다. 그래서 명상 수련을 할 때는 무엇을 알아내려고 하기보다는 무심하고 고요한 가운데 절로 알아지는 것, 인식되는 것을 있는 그대로 인지하며 진행하는 것이 중요하다.

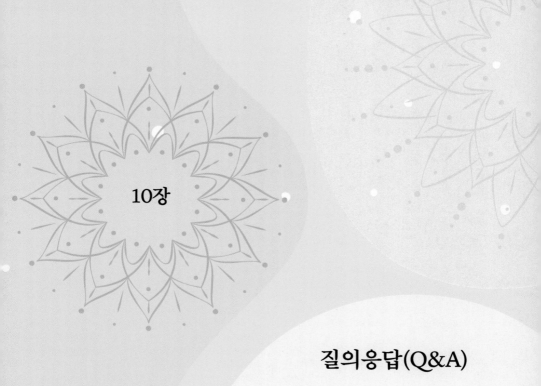

10장

질의응답(Q&A)

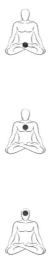

**Q** : 저는 움직이는 것을 좋아해서 가만히 앉아 있는 명상은 체질에 맞지 않는 것 같은데 저 같은 사람도 명상을 할 수 있을까요?

**A** : 명상을 아직까지는 특별한 사람들이 하는 것이란 인식이 있는 것 같습니다. 그런데 사람은 활동적으로 움직이고 나면 회복하는 휴식이 필요하듯, 정신도 사유 활동을 하고 나면 생각을 가라앉히고 고요히 있는 것이 필요합니다. 사유 활동을 쉬고 고요히 지내는 것은 누구나 필요하기에 사람은 하루에 한 번은 모두가 이런 음양의 균형을 가지게 됩니다. 그것이 수면입니다.[38] 그래서 인간의 몸과 정신은 큰 리듬으로 낮과 밤 같

---

38) 과학적으로 보면 자고 있는 중에도 정신 활동은 이루어진다. 그러나 그것이 깨어 있을 때의 각성과는 다르다. 여기서 정신 활동을 쉰다는 것은 각성된 의식 상태를 쉰다는 것을 의미한다.

은 음양이 필요하고, 깨어 있는 동안에도 심신의 활동과 휴식 같은 음양의 균형이 필요하다고 봅니다. 그래서 이러한 균형의 필요성을 본인이 느끼기 시작하여 명상을 하고자 하면 누구에게나 고요히 있을 수 있는 힘이 내재되어 있기 때문에 곧 적응하며 거기서 비롯되는 편안함과 즐거움을 체험할 수 있다고 봅니다.

그럼에도 가만히 앉아 명상하기가 어려운 것은 익숙하지 않기 때문이라고 할 수 있습니다. 책을 읽는 것도 습관을 들이는 기간이 필요하고, 유산소 운동으로 런닝이나 수영을 하는 것도 습관을 형성하는 것이 필요하듯 명상도 습관을 형성하는 기간이 필요합니다. 평상시 아무것도 하지 않고 가만히 있는 것을 무료하다고 느낀 경험이 명상에 접근하기 어렵게 하는 면이 있다고 봅니다. 즉, '가만히 있는 것이 힘들 것이다'라는 선입견이 있습니다.

명상의 필요성을 느끼고 구체적 방법을 따라 수련하다 보면 서서히 복잡했던 생각이 정리되며 고요함에서 오는 마음의 안정과 평화를 느끼고, 샘솟는 지혜를 조금씩 경험하면서 차츰 앉아 있게 될 것입니다.


**Q** : 호흡 길이가 잘 늘어나지 않아서 명상 시 집중력이 향상되지 않는 것 같습니다. 어떻게 하면 호흡과 집중력을 향상할

수 있을까요?

**A** : 호흡의 길이가 길어지면 명상 시 집중력이 향상되는 토대가 됩니다. 그런데 이것은 선행될 조건이 있습니다. 호흡이 편안하고 안정적으로 이루어지는 것이 전제가 됩니다. 호흡의 길이는 호흡과 의식을 상합하여 집중하는 연습 과정을 통해 차츰 길어지는 것이 좋습니다. 호흡이 길어진다는 단순한 사실이 집중력을 높인다면 잠수를 하는 사람처럼 직업상 숨을 참는 연습이 된 분들이 집중력이 좋을 것입니다. 호흡이 가늘고 길고 깊어질 때 의식 또한 한곳에 집중하면서 그 흐름이 쭉 이어지는 것이 함께 따라야 합니다. 이렇게 고도의 집중이 이어지려면 심신이 안정적인 상태를 유지해야 하므로 긴장이 없이 편안한 가운데 이루어져야 합니다.

호흡은 긴데 숨이 왠지 버겁다든지, 몇 번은 길게 호흡했다가 숨이 차서 다시 짧아진다든지 하는 것은 편안하게 이루어지는 호흡이 아닐 것입니다. 또 호흡을 조절하는 과정에서 가슴에 힘이 들어가거나 맺힌 듯한 현상이 일어나면 호흡하는 시간의 길이는 늘어났을지 몰라도 깊이는 얕다고 할 수 있습니다.

그래서 호흡의 길이를 조급하게 늘이려고 하기보다는 안정적으로 늘어나면서 동시에 의식의 집중력도 동반 상승 하도록 수련하면 좋습니다.

호흡의 길이가 집중력을 향상시키기도 하지만, 역으로 의식의 집중력이 호흡의 길이를 늘이기도 하기 때문입니다. 여기에 깐다 호흡명상을 하게 되면 깐다의 에너지 작용으로 호흡이 길어지는 효과가 더해져 호흡의 길이가 절로 늘어난다는 느낌은 더 향상됩니다.

많은 호흡의 부작용이 인위적으로 호흡의 길이를 늘리려는 과정에서 생기기 때문에 조금 시간이 걸리더라도 천천히 안정적으로 호흡의 길이를 늘려 가는 것이 좋습니다. 그리고 집중력은 호흡의 길이뿐만 아니라 깊이, 안정감, 통로 등 다양한 요소들이 영향을 미치므로 길이에 지나치게 비중을 둘 필요는 없습니다.


**Q** : 명상의 종류가 많은데 어떤 명상을 하는 것이 좋을까요?

**A** : 이에 대한 답변은 답변하는 사람에 따라 달라질 수 있을 것 같습니다. 명상의 종류가 많다는 것은 그만큼 자신이 수련하는 방법이 최상의 수련법이라고 생각하는 사람도 많다는 것을 의미할 것입니다. 그렇기에 이에 대한 답변은 주관적인 견해가 들어감을 감안하기 바랍니다.

수련을 선택할 때는 먼저 '안전한 수련법인가' 하는 것을 살펴보는 것이 중요합니다.

심신의 안녕과 건강을 위해서, 혹은 자신이 누구인지를 알기 위하여 선택한 수련법으로 인해 부작용이 생긴다면 수련을 이어 가기 어려울 뿐만 아니라 인생에서 귀중한 공부의 기회를 살리지 못할 수도 있습니다.

두 번째는 '현실적 이익과 근본적 이익을 함께 가지고 있는 가'입니다.

현실적 이익이란 몸과 마음의 건강. 자기계발 같은 것입니다. 근본적 이익이란 진아를 아는 것, 혹은 도를 깨우치는 것입니다. 이를 함께 가지고 있다는 것은 건강으로 시작하여 진아로 나아가는 흐름이 이어진다는 것을 말합니다.

세 번째는 '그 수련법이 구체적이고 실질적인 수행 방법을 가지고 있는가'입니다.

사상과 이론 체계가 좋더라도 실질적인 수련 방법이 없다면 실제 그 경지에는 도달하지 못할 것입니다. 마치 맛있는 음식을 그림으로 보는 것과 같게 될 것입니다. 이러한 점을 감안하여 명상 수련 방법을 선택하면 좋을 것 같습니다.


**Q** : 어떤 분을 스승으로 모시고 공부를 해야 할까요?

**A** : '어떤 분을 스승으로 모시는가'는 매우 중요합니다. 수련은 올바른 수련 방법, 스승, 자신의 노력이 있어야 성과를 거둘 수 있습니다. 올바른 수련법이 없다면 여행을 하는데 목적지와 이동 방법이 없는 것과 같고, 스승이 없다면 여행 시 필요한 지도, 가이드, 통역 등이 없는 것과 같을 것입니다. 그리고 무엇

보다 자신의 실천적 노력이 없다면 아예 여행을 시작하지도 못할 것입니다.

수련은 한편으로 보면 자신의 근본을 찾아가는 멀고도 긴 여행과 같습니다. 이 여행에는 많은 갈림길이 있고 난관이 있습니다. 이 여행을 잘 안내해 줄 수 있는 가장 좋은 가이드는 최종 목적지까지 가 본 사람일 것입니다.

즉, 해당 수련의 완성의 경지, 혹은 수련이 원래 목적하는 바인 참된 자신을 안 사람에게 지도받는 것이 가장 좋습니다.

수련은 추상적인 관념의 세계를 구축하는 것이 아니라 정신, 마음, 육체의 모든 면에서 자신의 변화를 만듭니다. 신성, 영성, 인성의 모든 면을 포괄하는 공부이기에 다양한 변화를 현실적이고 구체적으로 겪게 됩니다. 이러한 과정을 실질적으로 수련하여 뛰어넘은 분의 지도를 받는 것은 수련을 완성해 가는 데 큰 힘이 될 것입니다.


**Q** : 자신이 하는 일에 만족하고 감사하며 생활하면 그것으로 행복할 수 있을 것 같은데 꼭 명상을 해야 할까요?

**A** : 각자가 느끼는 행복은 다양한 상황과 수준에서 생기는 것 같습니다. 사랑하는 사람과 함께 있을 때 행복하다고 하기도 하고, 원하던 지위에 올랐을 때 행복하다고 하는 사람도 있을 것입니다. 그리고 경제적으로 성공하여 부를 이루었을 때

행복을 느끼는 사람도 있고, 타인에게 존경받으며 인정받을 때 행복을 느끼는 이도 있을 것입니다. 작게는 맛있는 음식을 먹을 때, 열심히 일한 후 편안하게 휴식할 때, 혹은 자신이 좋아하는 취미 생활을 할 때 행복을 느끼기도 합니다.

그래서 행복은 주관적이기도 하며 그만큼 다양한 경우를 통해 느낍니다. 아마 질문하시는 분도 이러한 다양한 경험들 중 일부를 하셨을 것입니다.

수련도 결국 행복하기 위해 하는 것인데 보다 근원적인 행복을 추구한다고 할 수 있습니다. 존재하는 그 자체로 온전하고 완전함을 느끼고 자신이 가치 있고 귀한 존재라는 것을 인식하며 이러한 마음에서 비롯된 평안함, 충만함. 기쁨이 이어지는 것이라고 할 수 있습니다. 즉, 외부에서 무언가를 이루거나 인정받아서 느끼는 행복이 위주가 아니라 자신 안의 빛과 힘으로 스스로 채워 가는 행복이라고 할 수 있습니다.

이렇게 존재적 행복을 토대로 현실적 행복이 함께하면 좋기에 이를 위한 수련을 일상의 노력과 함께하는 것이 좋다고 봅니다.


**Q** : 인터넷 동영상을 보고 명상을 하다가 불안정해져서 병원을 다니고 있는데 어떻게 해야 할까요? 앞으로 다시 명상을 할 수 있을까요?

**A** : 이미 문제가 발생한 경우에는 그것을 안정적으로 회복할 수 있는 수련법과 이에 대해 지도할 수 있는 스승을 찾는 것이 좋다고 봅니다. 회복하는 방법을 들어도 이 또한 이미 문제가 생긴 상황에서는 다시 수련을 시도하기가 어려울 수 있습니다. 즉, 이미 불안정한 기운이 형성되었을 때는 명상을 하려고 하면 이전의 흐름이 올라오기 때문에 스스로 하기가 두려워집니다. 그래서 이전의 수련 습관을 지우면서 새로운 습관을 형성해 가야 하기 때문에 그 과정의 변화를 안정적으로 지도해 줄 스승을 찾는 것이 좋다고 봅니다. 때에 따라 적절한 치료를 병행하는 것도 필요할 수 있습니다.

**Q** : 이전에 명상을 하다가 몸에 진동이 오기도 하였고, 이후로 명상을 하려고 하면 무언가 불편하여 시도하기가 겁나는데 이럴 때는 어떻게 해야 하나요?

**A** : 몸에 진동이 오는 것은 기운이 불안정할 때 그럴 수 있습니다. 물론 약간의 움직임 등은 기운이 변화되는 과정에서 있을 수 있지만 강한 진동이 일어나거나 지속되는 것은 기운이 안정적으로 자리 잡지 못하기 때문에 일어나는 것이라고 할 수 있습니다. 그래서 에너지, 기 수련은 에너지를 안정적으로 담을 수 있는 센터, 중심이 중요합니다. 비유하자면 발전소에서 에너지를 생산하는데, 그 에너지를 담을 용광로, 핵융합로 같

은 로(爐)가 없다면 에너지를 만들지 못하거나 만들더라도 위험해질 것입니다. 이와 같이 에너지의 각성과 합일은 안정적인 곳에서 이루어져야 합니다. 그래서 인체의 에너지 시스템은 중심이 있고 흐르는 통로가 있고 중간 기점인 차크라나 경혈이 있는 것입니다. 안정적인 호흡 수련과 명상을 하면 이는 서서히 다스려질 것입니다.

**Q** : 명상을 하면 기분이 좋아지고 일을 해도 지치지 않고 잠도 적게 자는데 이렇게 수련해 가면 되는지요?

**A** : 명상을 하다 보면 심신의 다양한 변화가 생깁니다. 이러한 반응 중에 의식이 맑아지고 선명해지면서 점점 또렷해질 때가 있습니다. 이것이 시간이 지나면서 차츰 부드러워지면 괜찮은데 점차 반응이 강해지면서 활력을 넘어 정신적으로 조금 항진되고 피곤해지는 경우가 있습니다.

이는 상기 증세까지는 아니지만 위쪽의 에너지의 활성화 정도가 안정감을 넘어 과잉 항진될 때 일어나는 반응이라고 할 수 있습니다. 이러한 현상이 발생하는 이유는 아래의 에너지와 위의 에너지의 균형이 무너져서 그렇다고 할 수 있습니다. 즉, 처음에는 위의 에너지 활성도가 적절했는데 아래 에너지의 기반이 약한 상태에서 위에 계속 집중하는 명상을 하다 보면 뇌신경 활동이 항진되는 현상이 생길 수 있습니다. 이때 어느 정도까지는 활력이 중진되는 듯하다가 나중에는 피로감이 생기거나 지치는 현상이 생길 수 있습니다.

그래서 이럴 때는 편안히 이완하며 깐다를 중심으로 아래쪽 에너지를 충실히 하는 수련을 하는 것이 도움이 됩니다.


**Q** : 얼마 전부터 수련을 하기 싫은 마음이 생기고 게으름을 피우고 싶어집니다. 반성하며 열심히 수련해야겠지요?

**A** : 수련은 꾸준히 정진하는 것이 가장 좋겠지만 계속 그렇게 유지하는 사람은 아마 드물 것입니다. 누구나 의지가 강한 때가 있고 느슨해지는 때가 있습니다. 그런데 수행자는 이러한 흐름을 가능한 좋은 쪽으로, 긍정적으로 해석하는 것이 좋습니다. 예를 들어 느슨해지거나 게으름이 생길 때 '왜 그런가'를 성찰해 보면 도움이 됩니다. 수련이 일상이 되는 과정, 즉 초발심, 부동심, 항상심이 평상심이 되는 과정에서 여유가 생기면서 때론 조금 느슨해지는 것 같은 때가 있습니다. 그러한 시기가 지나면 다시 의지를 내어 일념정진하는 흐름으로 전환되기도 합니다. 그러면서 수련을 통한 고요함과 충만함이 깊어지며, 수련의 기복은 더 적어집니다.

그리고 이렇게 변화하는 과정에서 수련의 동력(마음가짐, 의지)이 변하게 됩니다. 이전에는 인성적 성취욕, 목표 의식, 반성 위주의 성찰을 통해 수련을 이끌어 갔다면 점차 영성적, 신성적 동력이 커지게 됩니다. 신성적 동력을 여러 가지로 표현할 수 있겠지만 간단히 정리하면 수련 그 자체에 집중하는 몰입력과 즐거움이라고 할 수 있겠습니다. 이 과정에서 인성적으로 용쓰면서 자신을 다그치던 성향이 줄고, 고요함과 안정감 속에 수련은 일상이 되어 갈 것입니다. 그러므로 여유 속에 일부 느슨함이 생길 때는 이전의 인성적 의지를 억지로 끌어올리기보다는 밋밋한 것 같지만 그 속의 고요함에 젖어 들며 차분히 항상 그러한 마음인 항상심을 가지면 좋습니다.

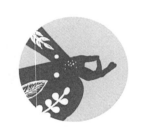

11장

수련 점검
체크리스트

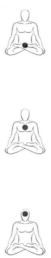

수련 점검 체크리스트는 수행하는 과정에서 자신을 성찰하기 위한 하나의 도구라고 할 수 있다. 그래서 무엇을 잘못하고 있는지 반성을 위한 척도로 사용하기보다 무엇이 변화 및 발전하고 있는지를 파악하기 위한 척도로서 긍정적이고 밝은 마음으로 자신에게 스스로 물으며 체크한다.

## 1. 수련을 얼마나 하고 있는가?

1) 수련이 자신에게 중요하다고 생각한다.
2) 수련을 꾸준히 실천하고 있다.
3) 하루에 평균 몇 분 수련하는가?
4) 일주일에 평균 며칠 수련하는가?
5) 몸을 움직이는 수련과 정좌(正坐)의 수련을 적절히 병행하

고 있다.


## 2. 수련에 대한 성찰과 탐구를 꾸준히 하고 있는가?

1) 수련 일지를 한 달에 몇 회 작성하는가?
2) 수련에 대한 문헌과 자료, 글을 일주일에 몇 회 보는가?
3) 자신의 수련에 대해 조언을 구할 지도자나 스승이 있다.
4) 수련에 대한 도담을 한 달에 몇 회 나누는가?


## 3. 나의 수련 상태는 어떠한가?

1) 수련이 전반적으로 안정적이고 편안하다.
2) 수련 시 잡념이 자주 일어나는 편이다.
3) 수련 시 자주 졸리는 편이다.
4) 수련 시 무심에 드는 편이다.
5) 수련 시 자세가 편안하다.
6) 수련 시 몸이 불편하여 오래 하기 힘들다.
7) 명상을 하면 답답하여 일어나고 싶을 때가 있다.
8) 수련에 대해 다른 사람과 비교하는 마음이 자주 일어난다.
9) 명상 시 무언가 자주 보이고 의식이 들뜬다.
10) 명상 시 무언가 보이는데, 곧 안정이 된다.

11) 명상 시 느끼거나 보려고 하는 마음이 있다.

12) 수련의 성취에 대한 조급함이 있다.

13) 수련 시 여유롭고 넉넉한 마음으로 임하는 편이다.

## 4. 호흡 수련의 상태는 어떠한가?

1) 호흡이 편안하게 이루어진다.

2) 호흡의 '들과 남'이 인지된다.

3) 호흡의 통로가 인지된다.

4) 호흡의 중심이 인지된다.

5) 호흡이 깊은 편이다.

6) 깐다에서 파생된 에너지, 압, 기운이 어느 정도 인지된다.

7) 육신의 호흡이 사라지는 것을 경험하였다.

8) 호흡삼매를 경험한 적이 있다.

## 5. 수련의 원리에 대한 이해도가 어느 정도인가?

1) 자신이 어떤 명상을 하고 있는지 이해하고 있다.

2) 자신이 하는 수련의 단계 및 발전 과정이 어떤지 알고 있다.

3) 명상 시 자신에게 일어난 변화와 상태를 이해하고 있다.

4) 명상 시 주의 사항을 알고 있다.

## 6. 수련에 대한 마음과 마음가짐은 어떠한가?

1) 나는 무엇을 위해 수련하고 있는가?
2) 수련을 주위의 존재들과 함께하고 나누려고 노력한다.
3) 수련 시 얻는 심득(마음의 깨달음)이 있다.
4) 심득을 일상에서 실천하려고 노력한다.

## 7. 일상의 공부

1) 수련의 고요함과 충만함이 일상생활에 이어진다.
2) 명상을 일상에서 자주 시도한다.
3) 자신의 밝은 마음으로 심행일치(心行一致), 언행일치(言行 一致)하려고 노력한다.
4) 자신에게 따뜻하고 넉넉하게 대하려고 노력한다.
5) 자신에게 따뜻하게 대하듯이 다른 사람에게도 그렇게 대 하려고 노력한다.
6) 수행을 위해 섭생을 채식 위주로 맑게 하려고 노력한다.
7) 녹차 등 수행에 좋은 차를 마시며 심신을 안정시킨다.